マイナビ新書

二人に一人がガンになる

知っておきたい正しい知識と最新治療

村上和巳
著

中山祐次郎＋発信する医師団
監修

マイナビ新書

はじめに

ガン（がん、癌）は、１９８１年以降、日本では死因のトップであり、もはや子供でも知っている有名な病気です。

では、日本人が生涯にがんにかかる確率はどのくらいなのでしょうか？

２０１４年時点で全国の年齢別のがんにかかった人の報告である「全国がん罹患モニタリング集計」と厚生労働省の人口動態統計からわかる「全死因死亡率」、さらに平均寿命を計算する「生命表法」を掛け合わせた数学的モデルから、その確率は計算されています。

それによると、男性が62％、女性が47％となっています。本書のタイトルでもあり、巷でもよく言われる「2人に1人がガンになる」は、この数字のことを表しています。

ちなみに日本人ががんで亡くなる確率も同様に計算されています。男性が25％、女性が17%。男性は4人に1人、女性は6人に1人という計算になります。

がんにかかる確率と死ぬ確率の間に差があるのは、治療で死を免れる人がいるからです。

がんと診断された人が5年後に生き残っている確率である5年生存率というデータがあります。国立がん研究センターが公表している「地域がん登録によるがん生存率データ」を見ると、1993〜1996年に何らかのがんと診断された人の5年生存率は53・2%でした。これが10年超を経た2006〜2008年に診断された人では62・1%。この間に約10%も数字は変化したことになります。

もちろんこれは完全に同じ人での比較ではありませんが、総じていうならば早期診断や治療技術の進歩で、以前に比べてがんと診断された人が死なずに済んでいることは、おおむね医療従事者の間でも納得されることだと思います。

私が四半世紀前の1994年に医療専門紙記者になった時、一つ疑問に思ったことがありました。当時の抗がん剤はいずれも10年以上前に開発されたものばかりで、製薬企業が開発中の新薬候補リストを多く占めるのは糖尿病や高血圧の薬ばかり。当時の上司にその理由を尋ねたところ、返ってきた言葉は次のようなものでした。

「まあ、がんはどんな薬を使ってもそう長生きはできないからね。長期間服用されることはないから製薬企業はもうからないと考えているんだよ」

今ではこの状況が一変しています。２０００年代以降、数多くの新薬が登場しました。例えば大腸がんで手術ができず抗がん剤でしか治療できない進行度の患者の現在のおおよその生存期間は、１９９０年代前半当時の約3倍まで延びています。

昨今、がん患者の就労問題が盛んに報じられるのも単に人権問題への理解が広まったからだけでなく、こうした治療の進歩により診断後も働き続ける人が増えたことが反映されたものと言えます。

では、医学的な進歩に対して、患者側のがんに対する理解は深まっていると言えるでしょうか？　私見ではありますが、否と考えています。

私は執筆以外によく講演もしています。ある時、少人数の席で最新のがん治療について講演する機会がありました。少人数とはいえ、集まった方々は誰でもが知っている有名企業の役員・幹部クラスでした。

一通り講演を終え、会食しながら雑談すると、そこでのお偉方の会話は「××の水はがんに効くらしい」、「○○を食べるとがんが治るらしい」というもの。私は何とも言えずにほぼ押し黙ってしまいました。ちょうどそんな折、本書執筆の打診を受けたのです。

今はインターネットを検索すれば、がんについても様々な情報があっという間に入手できます。しかし、簡単に情報が入る今でも、その中には真偽不明なものも多く、なんとか最短で正確かつ最新の情報を集約したいと思い執筆しました。

少しでも、皆さんのお役に立てれば幸いです。

二人に一人がガンになる

知っておきたい正しい知識と最新治療

目次

第1章　がんは制圧可能か？

第2章　がん検診は必要か？

第3章　がん治療はどのように行われる？

第4章 三大治療の違いを理解する

第5章　オプジーボは何が画期的だったのか？

第６章　広がるがん治療の可能性

第7章　認可を受けていないがん治療の問題点

第8章　氾濫するがん情報の読み方とは？

第1章

がんは制圧可能か？

がんは細胞の暴走が発端

少なくとも、いま日本で「がん」という言葉を知らない人はほとんどいないはずです。「がん」については医学的には「悪性腫瘍《しゅよう》」、「悪性新生物」など様々な呼び名があります。

そもそも「がん」とは何者なのでしょうか？

体の中にできる悪いもの、もっといえば悪い細胞であることくらいは知っている人は多いと思いますが、正確に知っている人は意外と少ないかもしれません。

そもそも人の体は、体重1kg当たり約1兆個の細胞で作られています。そしてこの細胞は常に古い細胞が死滅し、その代わりに新しい細胞が作られることで入れ替わりを繰り返しています。いわゆる「新陳代謝」と呼ばれる働きです。

この入れ替わりの速度は、個々の細胞によって異なります。例えば皮膚の細胞は約28日周期、骨の細胞は約3カ月周期。骨の場合、破骨細胞という細胞が古い骨を壊し、これと同時に骨芽《こつが》細胞と呼ばれる細胞が新しい骨の細胞を作ることで、常に骨はフレッシュな状態を保つようになっています。

この新陳代謝はあらかじめプログラミングされたように働き、人の体内では自動的に行われています。結果として人の細胞総数は変わらないように保たれているのです。

ところが、このプログラミングに狂いが生じて、時に勝手に増殖を続けて減らない細胞ができることがあります。これがいわゆる「がん細胞」です。

一度できたがん細胞は放置すると、ひたすら増殖を続けて大きな塊を作ります。冒頭で書いたがんの別名「悪性腫瘍」の「腫瘍」はまさに勝手に増殖し始めた細胞の塊という意味です。

時には、こうした塊の段階でも臓器の正常な機能を邪魔する形となります。例えば食道にできる食道がんが大きくなれば、食べ物を飲み込むときにつかえを起こし、大便の通り道である大腸で発生する大腸がんではその通り道が狭くなり便通が悪くなるのです。

しかし、それ以上に厄介なのは、このがん細胞の塊が大きくなると、がん細胞ができた部位から周囲にはみ出て血管やリンパ管まで食い込むようになり（浸潤）、やがてその一部が血液などに入り込んで体中のあちこちに移動し、流れ着いた臓器や組織などでまた新たな増殖を始める（転移）ことです。

こうなるとがん細胞は体のいたるところで増殖しながら、正常な細胞が使う栄養分を奪い（悪液質）、その結果としてやがて人は衰弱して死に至ってしまいます。

例えるならば、家の1階のある部屋で発生した火種が次第に部屋全体を燃やし、さらに隣の部屋、2階へと燃え広がり、火の粉が風に乗って隣接する家に延焼し、地区全体が焼き尽くされるかのごとき状況です。

ちなみに悪性腫瘍という言い方に関連して「良性腫瘍」という言葉を耳にしたことがある人も少なくないでしょう。良性腫瘍は勝手に増殖し続ける細胞の塊という点では悪性腫瘍と同じですが、細胞の増殖速度が悪性腫瘍と比べてゆっくりで、そのため浸潤や転移を起こさない点が違います。良性腫瘍として代表的なものは女性の子宮にできる子宮筋腫です。

細胞が暴走する原因は遺伝子の傷

それでは、なぜがん細胞が生み出されてしまうのでしょうか？ そのきっかけは有害な化学物質にさらされる、ウイルスなどに感染するなど外からの様々な刺激などで、細胞が持つ遺伝子に傷がつくことが1つの要因です。

遺伝子はそこに含まれる情報を基に細胞を作り出します。ところが細胞の中にある遺伝子に傷ができることがきっかけで、遺伝子が持つ情報が書き換えられ(遺伝子変異)、それをきっかけにがん細胞のような異常な細胞が作り出されるのです。

ただ、1つの遺伝子に対する傷がきっかけでできる異常な細胞の場合、人の体内ではその増殖にストップをかける、傷ついた遺伝子を修復する、あるいは異常な細胞ごと死滅させてしまうといった防衛反応が働くことが多く、すぐにがん細胞にはなりません。２つ以上の遺伝子の傷が蓄積されることで最終的にがん細胞が発生する、というのが一般的な学説です。

より具体的に説明すると、遺伝子に傷ができることで防御反応を超えるようながん細胞の増殖のアクセルが踏みっぱなしになることに加え、防御反応に関係する遺伝子にも傷がついてブレーキ機能が働かなくなるなど、複数の遺伝子の傷が積み重なるというものです。このがん細胞の発生経過は「多段階発がん説」と呼ばれます。

一般に高齢になればなるほどがんになりやすいという現実は、まさに長く生きている中でこうした遺伝子の傷が段階的に蓄積して、ある瞬間にがん細胞の増殖のスイッチが入りっぱなしになるためと考えられています。

がん遺伝子が発見されたのはわずか40年前

　このように、傷が原因でがん細胞を作り出してしまう遺伝子を「がん遺伝子」、がん遺伝子ができた際にこれを防御する仕組みの元になっている遺伝子を「がん抑制遺伝子」と呼びます。

　世界で初めてがん遺伝子が発見されたのは１９７６年。これはニワトリに発生するがんで見つかったもので、世界初のがん遺伝子を発見した当時のカリフォルニア大学サンフランシスコ校の研究者であるジョン・マイケル・ビショップとハロルド・ヴァーマスはこの功績により１９８９年にノーベル医学・生理学賞を受賞しています。

　そして１９８２年にはマサチューセッツ工科大学教授のロバート・ワインバーグが人のがん遺伝子としてＲａｓ遺伝子を発見しました。一方、がん抑制遺伝子も１９８６年に乳幼児の眼底に発生する網膜芽細胞腫というがんで初めて発見されました。

もっとも、多段階発がん説が今でもがんの発生過程の主要な考え方ですが、最近ではごく一部に1つの遺伝子変異のみでがんが発生するケースがあることがわかっています。いずれにせよ1980年代になってようやくがんは遺伝子の変化がもたらす病気であることがわかったのです。

がん細胞は「スーパー細胞」

細胞は、前述した新陳代謝のようにその寿命が細胞ごとに決まっていて、無限に増殖ができないような仕組みが備わっています。

その仕組みの1つが、遺伝子情報が詰まっている細胞内の「核」の中にある染色体に秘められています。染色体は、塩基性の色素でよく染まるため、そのような呼び名となっていて、顕微鏡で見ると帯状の物体です。

この染色体の両端には「テロメア」と呼ばれる部分があります。テロメアは染色体を保護する役割があるとされています。そしてある細胞が分裂をして新たな細胞を作り出すたびにテロメアは短くなります。そして限界まで短くなると、細胞分裂はできなくなり、その細胞は自動的に死を迎えるのです。

ところが、がん細胞はこのテロメアの長さを維持する「テロメラーゼ」という酵素の活性が高く、テロメアの長さが維持されています。つまりがん細胞は「不老長寿」状態なのです。

ちなみに人の細胞では、生殖細胞のみがテロメラーゼの活性が高いとされ、他の細胞はテロメラーゼの活性はほとんどないことがわかっています。

また、細胞が増殖するためには酸素と栄養分が必要です。人が呼吸をし、食事をするのは酸素や栄養分を取り込んで血液を通じて体の隅々の細胞までそれを届けるからです。

がん細胞は、通常の細胞と異なって増殖速度が速いわけですから、その分だけより多くの酸素と栄養分を必要とすることになります。このため、がん細胞は人の血管に向けて様々な物質を出して、そこから枝分かれしてがん細胞まで血液を届ける新たな血管（腫瘍新生血管）を作って、本来人の細胞で使われる酸素や栄養分を横取りもします。

一方、たとえ自分の体の中から発生したものとはいえ、がん細胞は体外から侵入してきた細菌やウイルスなどの微生物と同じく「異物」であることには変わりありません。人の体ではこうした異物を排除するために免疫という機能が備わっています。

一般的に免疫は、体内にある異物を認識した際にそれに対抗する「抗体」を作って異物の活動を阻止するのと同時に、認識した異物を免疫に関与する細胞が直接攻撃することでも機能します。この免疫の機能は、当初はがん細胞に対しても働いてはいますが、時間の経過とともにがん細胞はこの免疫をもすり抜ける働きを自ら作ってしまいます。

具体例の1つをあげてみます。免疫細胞には異物を攻撃すると同時に過剰に免疫が働いて人体そのものを攻撃しないようなブレーキ機能も有しています。そしてがん細胞は次第にこの免疫細胞のブレーキ機能を作動させる物質を自ら作り出して、免疫による攻撃をかわすようになるのです。

さらにがんの治療では抗がん剤などを始めとする治療薬が使われ、これによりがん細胞の一部は死滅しますが、中にはがん細胞自身の中にこうした薬剤を細胞の外に排出させたり、その効果を弱める酵素を作り出したりして、薬剤から逃れようとする仕組みもあります。

このように人の通常の細胞よりも自分が生き残るために数多くの機能を独自に持っている「スーパー細胞」ががん細胞なのです。

がんの大まかな分類

一般に私たちの多くが「がん」と言っているものは、医学的には様々な分類があります。

まず、がんがどこから発生するかによって分類が変わります。一般的に私たちが耳にしているがんの多くは、皮膚や臓器内の表面にある粘膜などの「上皮細胞」というところに発生するものです。肺がん、大腸がん、乳がんなどよく知られたがんは、上皮細胞から発生したものです。これが医学的には漢字で「癌」と表記され、がんと呼ばれるものの80％以上を占めています。

これに対し、骨や軟部組織と呼ばれる筋肉、神経など上皮細胞以外から発生したものは「肉腫」と表記し、がんと呼ばれるものの1％程度とまれです。例えば骨から発生するがんは「骨肉腫」と呼ばれ、時々ドラマなどで主人公が悩まされる病気としても登場します。

また、2019年の春に亡くなった有名俳優のショーケンこと萩原健一さんの死亡原因は、胃や小腸の粘膜より深いところで発生する肉腫の一種の「消化管間質腫瘍（GIST）」だったことが明らかになっています。GISTは発症頻度が10～20万人に1人と言われるまれながんです。

「癌」や「肉腫」以外には、血液を作る造血器で起こるがんがあります。最も有名なのが白血病。その他には悪性リンパ腫、多発性骨髄腫などがあります。

特定のがんの中にもさらに細かい分類

また、特定のがんの中でもさらに細かな分類があります。

具体例として、厚生労働省が発表した2017年人口動態統計で、現在がんの中でも最も死亡者が多い肺がんを取り上げましょう。

まず、肺がんのがん細胞を顕微鏡で見ると、どのように見えるかで大きく2つに分類されます。顕微鏡でがん細胞が小さく丸く見える形で密集しているものは「小細胞肺がん」と呼ばれ、肺がん全体の10〜15％を占めます。これら以外、肺がんの85〜90％を占めるのが「非小細胞肺がん」と分類されています。

一般にこの2つはがんとしての特徴も異なります。がん細胞の増殖速度は小細胞肺がんの方が早く、他の臓器に転移しやすいのに対し、非小細胞肺がんの方は比較的増殖の速度が緩やかです。

また、この2つはがんができやすい場所も違います。

肺は、喉を通ってきた空気の通り道である気管が分岐した気管支が左右にある肺に入っていく形で構成されています。この気管支が肺に入っていくあたり（肺の中心部）を「肺門」、そこから先の左右の肺の末梢を「肺野《はいや》」と呼びます。

小細胞肺がんはこの肺門、肺野の両方に発生しますが、非小細胞肺がんは一般的には肺門か肺野のいずれかに発生します。

そして非小細胞肺がんはさらに「腺がん」、「扁平《へんぺい》上皮がん」、「大細胞がん」の

3種類に分類されます。腺がんは肺野の末端にできるがんで肺がんの中では最も多い（約40％）ものです。

扁平上皮がんは、平べったい魚のうろこのような形をしていて肺門で見つかることが一般的です（肺野にできることもある）。大細胞がんは、まさに顕微鏡で見ると、がん細胞が大きなもので、肺野に発生し、非小細胞肺がんの中では最も増殖速度が速く、時に小細胞肺がんのように他臓器に転移しやすいものもあります。

一般にこれら肺がんの中で小細胞肺がん、非小細胞肺がんのうちの扁平上皮がんは喫煙が大きな原因になっていると推定されています。

また、これまで肺がんの中でも最も患者数が多い非小細胞肺がんの腺がんに関しては、発生原因はほぼ不明でしたが、最近になって原因となっているがん遺伝子が複数見つかっています。

ここで詳細な説明は省きますが、現在わかっている肺の腺がんでのがん遺伝子には、変異を起こした上皮成長因子受容体（ＥＧＦＲ）遺伝子やセリンスレオニンキナーゼ（ＢＲＡＦ）遺伝子、未分化リンパ腫キナーゼ（ＡＬＫ）融合遺伝子、ｃ−ｒｏｓがん遺伝子１（ＲＯＳ１）融合遺伝子などがあります。同じ腺がんの人でも、このうちのどの遺伝子が原因になっているかは違っています。そしてどの変異を持つかによって治療薬の選択も異なります。

がん細胞の解明から治療薬作成の長い道のり

よくがんの専門医は「個々人のがんによってその顔つきが異なる」という表現を使います。これは同じ肺がんでもこれだけ多様性があり、Ａさんで見つかった肺がんとＢさんで見つかった肺がんは、肺にがんができているという点は同じでも、がんがどのようにしてできたかは相当違う場合が多いということなのです。

また、肺の腺がんでわかっているがん遺伝子は前述したもの以外にもあります。そしてそれ以外にもまだ発見されていないがん遺伝子もあるだろうと推定されています。さらにAさんにできた肺がんでもがん細胞の塊の中には微妙に性質が異なるものが混じっていたりします。

このようながん遺伝子の発見や前述のがん細胞でのテロメアの状態、腫瘍新生血管などといった発見は、おおむね過去20〜30年以内のものです。しかもこれらの発見もがん細胞の全貌のほんの一部と考えられています。結局のところ現在の科学はがん細胞という「スーパー細胞」の謎を解明する入り口に立ち始めたばかりと言っても過言ではないのです。

中には「過去20〜30年でわかったことの範囲内でもがんを無くす薬が出てもおかしくないではないか」という人もいるかもしれません。しかし、現時点で解明されたがん細胞の研究から、ある部分を抑えればがん細胞を死滅させられるかもしれないという物質を見つけ出す、あるいは作り出すことにも、それ相当の時間がかかります。また、そうしたがん細胞を死滅させるのに有効な物質などが見つかったからと言っても、すぐに治療には使えません。

まず、動物実験で有効性や安全性を十分に確認したうえで人での臨床試験に取り組まねばなりません。

ここでがんの治療薬での一般的な臨床試験の概略を説明します。臨床試験は主に3段階に分けられます。第1段階は第1相試験（フェーズ1）と呼ばれ、新薬候補の化合物をがん患者にごく少量から徐々に量を増やして投与して安全性（副作用）をチェックします。

これで問題がなければ、第2段階の第2相試験（フェーズ2）に進み、比較的少人数の患者に投与して、効き目（有効性）や安全性（副作用）、さらに投与量・間隔・期間などの投与方法を調べます。

これで有効性や安全性が問題ないとわかれば、3段階目の第3相試験（フェーズ3）に入ります。ここではより多くの患者に参加してもらい、新しい化合物などが従来の標準的に使われている薬と比べて、有効性・安全性の面で優れているかどうかを比較します。

これで有望とみなされれば、規制当局、日本ならば厚生労働省にこれら過去の臨床試験のデータを提出して製造承認の申請を行います。ここでの審査を経て問題がなければ、製造が承認され、さらに公定薬価が決まって、晴れて医療機関で使えることになります。

一般にこの経過で、化合物が見つかってから医療機関で使えるようになるまでは順調に進行しても10〜20年かかります。ちなみに最近では最低でも約20年かかるというのが一般的です。

もちろん臨床試験がうまくいかず、患者に効果がないとみなされる、あるいは副作用が強すぎるとなると、そこで臨床試験が中止されます。ちなみに驚くかもしれませんが、見つかった化合物などが無事患者に投与できるまでに至る確率は2万6020分の1という超低確率です（日本製薬工業協会のデータ）。

このような現実やがん細胞に関する研究の現状を考えれば、全てのがんが治る、すなわちがんが発生した全ての人の体からがん細胞を排除できるようになる日が見通せるとはおよそ言い難いのが現実なのです。

おそらく「今世紀中にがん細胞を人の体から完全に消し去る技術は確立されるか?」と専門家に聞けば、これにうなずく人は半分にも満たないと思います。それどころか誰もうなずかない可能性もあります。

こうすると、がんにかかった人からすれば「身も蓋もない言い方をするな」と叱られるかもしれません。ですが、残酷ながらもこれは動かし難い現実なのです。

日進月歩を続けるがん治療

ただ、がん治療は特に近年、長足の進歩を見せ始めています。ここで非小細胞肺がんを例にあげてみます。非小細胞肺がんに限らず、がんができた臓器から他の臓器にがんの転移が始まると急速に治療や生命維持が難しくなります。

通常、他臓器への転移が始まったがんでは手術などは行えず、抗がん剤など薬物を使った治療が主体になります。ちなみに今も昔も非小細胞肺がんで他の臓器への転移が見つかった状態では、何の治療もしなければ数カ月から1年前後で亡くなることも多いのが現状です。

他の臓器に転移がある非小細胞肺がんでは、１９９５年にそれまで報告されていた数多くの医学論文をまとめて統計的に解析した結果から、治療開始1年後の生存率は、抗がん剤を使わずにがんに伴う痛みや呼吸の苦しさなどに対処する緩和ケアのみを行った患者では20％程度、緩和ケアに加えてシスプラチンと呼ばれる抗がん剤をベースに薬物治療をした患者では30％程度であると報告されました。

この研究は、シスプラチンという抗がん剤が転移のある非小細胞肺がんで生存期間を延長できることを、統計学的な解析から初めて科学的に証明した事例です。

ただ、裏を返せば当時は抗がん剤で治療をしても1年後までに約7割の患者が亡くなってしまっていたのです。しかも、当時はこのシスプラチンをベースにした治療が効かなくなると、その次に科学的に生存期間の延長が証明された治療薬はないという厳しい状況でした。

　現在では数多くの治療薬が登場し、個々の患者のがんの特性に応じた治療薬を選択し、その治療が効果がなくなると、次に適切な治療薬を選択するということも可能になっています。この結果、非常におおざっぱな言い方をすると転移がある非小細胞肺がんでは治療開始から3年以上生存している方もいます。

　また、現在はかつてとは比較にならないほど数多くのがん治療薬が臨床試験に入っており、例えば治療中に有効な選択肢が尽きそうになったとしても、新たな治療薬が登場して治療選択肢が増えるということもあります。

　要は「がんが治る」とまで言える状況ではないですが、例えば副作用の管理をしながら治療薬を飲み続けることで、がんは体の中から消せなくとも日常生活が送れるようになる時代の到来ならば実現の可能性はぐっと高まります。

　つまり、がんが体内から完全に消せなくとも、簡単にあきらめる必要はないという時代になりつつあるのです。

第2章

がん検診は必要か？

早期にがんに気づくには検診しかない

２人に１人ががんに罹患《らかん》する時代、自身ががんに罹患していると知るきっかけの多くは、何らかの自覚症状を感じ医療機関を受診したか、健康診断で異常を指摘されたかのどちらかでしょう。早期のがんの場合、自覚症状を感じることはほとんどないと言っても過言ではありません。逆に言えば、自覚症状を感じる段階はがんがある程度進行している可能性が高いのです。

ほとんどのがんは早い時期に見つけて対処する方が治療に伴う苦痛も少なく、もちろん長生きにもつながります。つまり自覚症状がない早い段階でがんを見つけたいならば、その対策はがん検診を受けることに尽きます。

がん検診には「対策型検診」と「任意型検診」の２種類のタイプがあります。対策型検診は市区町村や職場単位で行うがん検診であり、任意型検診とは個々人が自発的に人間ドック、医療機関などで行うものになります。

自治体や職場で受けるのは「対策型検診」

対策型検診は、がんの中でも死者・罹患者が多いなど社会的に対策が必要なものを中心に行われます。これは対策型検診の最大の目的が「健康と思われる人の中からがんをいち早く発見し、社会全体のがんによる死亡者を減らすこと」だからです。

そして対策型検診では、あるがんについて行われる検査法は1種類、多くとも2種類に限定されます。これは健康と思っている膨大な人を対象とするため、実施者・受診者のいずれにとっても負担が少なく、なおかつ効率的にがんと疑われる人を検出できて、それが社会全体としてがんの死亡率低下に結びつくことが科学的に立証された手法が取られるためです。

また、対策型検診では自治体、職場のいずれで行う場合でも費用の一部あるいは全額を受診者外で負担することがほとんどであるため、安価に行える検査法であることも重要です。

いずれにせよ、これら対策型検診は、健康と思っている人から「がんの疑いのある人」を炙《あぶ》り出す作業に過ぎず、ここで異常がありそうだと指摘された人はさらに精密検査のために個別に医療機関を受診することになります。

現在、市区町村が行う対策型検診は、健康増進法に基づく健康増進事業として行われており、推奨されているがん検診は「胃がん検診」「肺がん検診」「大腸がん検診」「乳がん検診」「子宮頸《けい》がん検診」の5種類になります。国が推奨している検診受診年齢や検査方法は41ページの表の通りです。

対象年齢がそれぞれで異なるのは、個々のがんによって発症しやすい年齢が異なるためです。子宮頸がんの対象年齢が20歳以上と低いのは、性交でヒトパピローマウイルスに感染することがこのがんの発症原因であり、他のがんに比べて20歳代後半からの発症が多いからです。

市町村のがん検診の項目について
・指針で定めるがん検診の内容

種類	検査項目	対象者	受診期間
胃がん検診	問診に加え、胃部X線検査又は胃内視鏡検査のいずれか	50歳以上 ※当分の間、胃部X線検査については40歳以上に対し実施可	2年に1回 ※当分の間、胃部X線検査については年1回実施
子宮頸がん検診	問診、視診、子宮頸部の細胞診及び内診	20歳以上	2年に1回
肺がん検診	問診、胸部X線検査及び喀痰細胞診	40歳以上	年に1回
乳がん検診	問診、乳房X線検査（マンモグラフィ） ※視診、触診は推奨しない	40歳以上	2年に1回
大腸がん検診	問診、便潜血検査	40歳以上	年に1回

出典：がん検診の種類（厚生労働省）を元に一部改変

推奨されている5種類のがん検診以外の検診

一方、この5種類のがん検診のうち、表にある推奨とは若干異なる検診実態もあります。代表例は乳がんです。

乳がんでは2015年までは乳房X線検査に加え、医師による視触診（目視や触ることでしこりの有無を確認する）手法が併用されていて、今もこの検査法の併用を続けている自治体はあります。

また、2017年度の国による調査では、8割を超える市区町村でこの5種類以外に男性に対する前立腺がん検診を行っていることがわかっています。

前立腺がんは近年、罹患者が急増しているがんであることに加え、発症早期から前立腺特異抗原（PSA）と呼ばれるたんぱく質が血中から検出できることが少なくないため、採血のみで比較的簡便に疑いのある人を抽出しやすいことなどが影響していると見られます。

もっとも、このPSA値は、前立腺肥大症や前立腺炎といった前立腺がん以外の病気でも上昇します。このため他の検診に比べ、後の精密検査でがんではなかったという人を抽出する確率が高くなってしまいます。

また、前立腺がんの場合は、いわゆるがんと呼ばれるものの中でも進行がかなり緩やかなため、早期発見の場合は経過観察が選択されることもあります。

こうしたこともあって、PSA検査を行うことにより、前立腺がんによる死亡率低下が得られているかは、現時点では明確ではありません。そのため、公的費用を使ってまで前立腺がん検診をやるべきかについては専門医の中でも賛否両論があります。

様々な種類がある「任意型検診」

一方、人間ドックなどで受ける任意型検診には実に様々な検査があります。代表格が肺や肝臓、膵《すい》臓、胃、大腸などを幅広く画像で確認するコンピューター断層撮影（CT）検査、大腸内を医師が肉眼で確認する大腸内視鏡（大腸カメラ）検査、各種腫瘍マーカー検査などです。

これらの検診が現時点で対策型検診に含まれていないのは、そもそもがこれらの検査を行うことで国、自治体あるいは職場などのある特定の集団での死亡率低下が得られるという科学的根拠が得られていないことが最大の理由です。

もっとも、だからと言って意味がないというものではありません。がんそのものの発見ということに限れば、種類によってはこれらの検査の方がより早期にがんを発見できることもあるからです。

ですが、それにより集団での死亡率減少が認められるかを証明するとしたら、ある特定の集団を2つに分けて、その検査を定期的にする人、別の検査を定期的にするあるいは何も検査をしない集団を軽く10年以上追跡してその死亡率の差を比較するという気の遠くなるような臨床研究を行わねばならず、現時点ではそう

おもな任意型検診

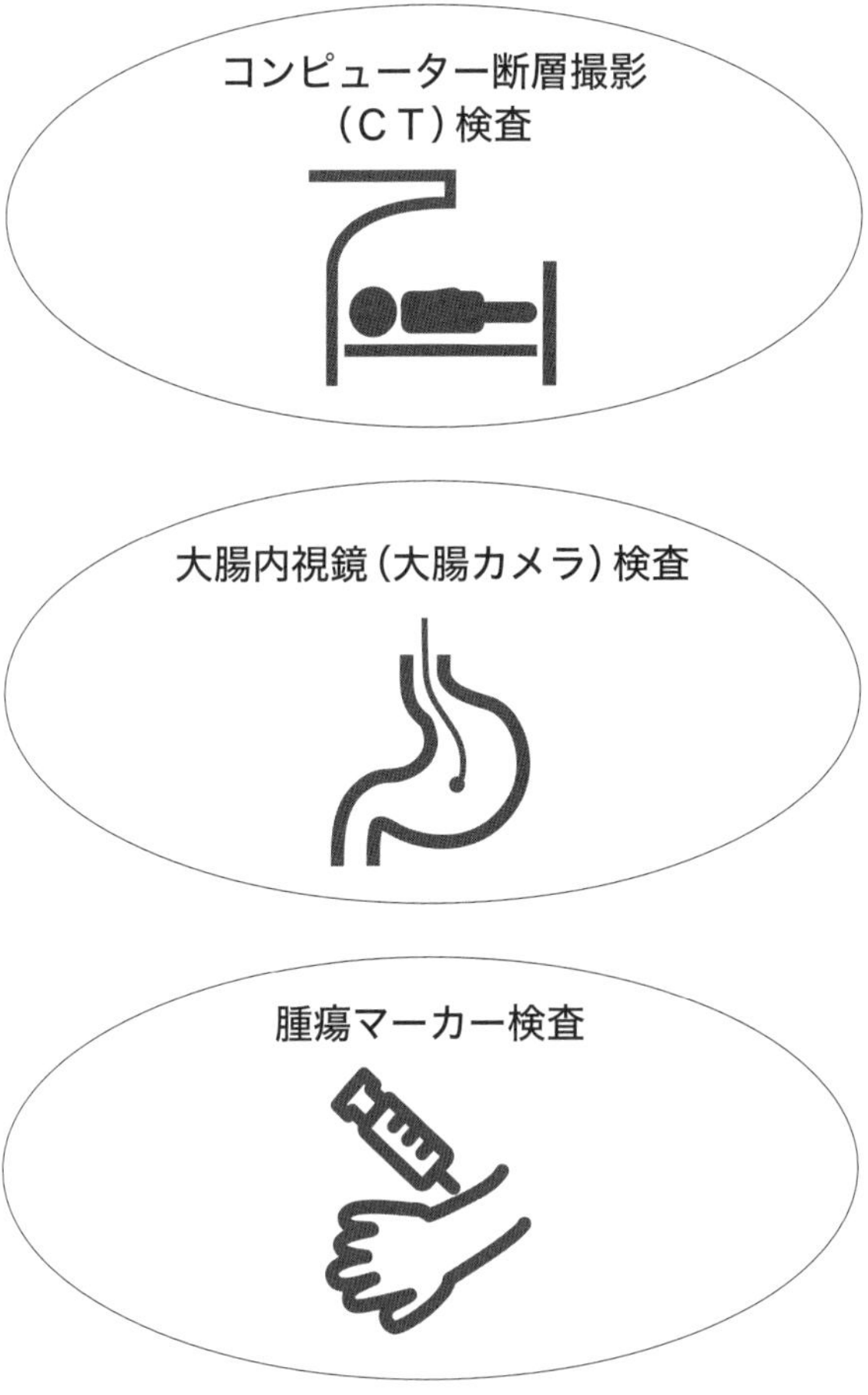

した信頼性の高い研究結果がない、あるいはそうした研究が進行中という状況です。

また、より広い対象者に行う検査では、検査が安価であり、なおかつ利益が不利益を上回ることも重要になります。

例えば同じ画像診断ならば、いわゆるレントゲン検査と呼ばれる単純X線検査よりも前述のCT検査の方が場合によってはより早期のがんを見つけやすいこともあります。

ところが、X線検査、CT検査ともに放射線による被ばくがあります。放射線被ばく量が多い、あるいは蓄積するとその影響でがんが発生したり、臓器に障害が起こる可能性があります。胸部のみの撮影で比較すると、その際に受ける放射線被ばく量は、CTは単純X線の120倍ほどになります。

もちろん、1回のCT検査の放射線被ばくでがんが発生したり、その他の悪影響が体に発生することはまずありませんが、生涯の被ばく量の多さに比例して後年のがん発生リスクが高まると言われているため、必要性が十分とは言えない場合、なるべく被ばく量の多い検査を避けるのが常識です。

例えば、検診で異常が見つかった場合の精密検査でCT検査を行うことはありますが、これはがんの疑いが高まっているから確実な診断が必要、つまりCT検査を行うことが被ばくという不利益よりも利益の方が多いと判断されて行われるものだからです。

逆に、健康と思われる集団全てに被ばく量の多いCT検査を行うことは、現時点でその検査によるがん発見で死亡率の減少が科学的に証明されていない以上、避けられるのが当然です。また、検査にかかるコストも単純X線検査の方がCT検査より安価という事情もあります。

腫瘍マーカー検査とは、あるがんにかかっていると血中からそのがんに特有のたんぱく質が検出されるということを利用した血液検査です。これに関しては、採血された血液から簡便に行えると思いがちですが、実際には前述の前立腺がんでのPSA検査以外の腫瘍マーカー検査は早期がんの場合は変化がないことも多く、医学的な見地から早期発見というものには向きません。中にはたとえ個人が自分で納得して費用を負担する任意型検診であっても、ほとんど無意味だと考える医師もいます。

ただ、今現在対策型検診では行われていないものの、最近になって死亡率減少効果が科学的に証明されつつあるものに大腸内視鏡検査があります。

現在、大腸がんの対策型検診では便潜血反応検査と呼ばれる、採取した大便の中に血液の反応が認められるかどうかの検査が行われています。この検査は、もし便の通り道である大腸内に隆起したがんができている場合は便が通過する際に摩擦でがんから出血し、それが便に付着することを念頭に行われている検査です。

もっともこの検査では、

▽がんではないが痔がある場合も反応がある
▽平坦あるいは陥凹型（粘膜から下にくぼんだ）のがんは見つかりにくい
▽便とがんとの摩擦で便の中に血が混じる状態は既にかなり進行している可能性

がある
などの理由から、早期がんの発見には不向きだという意見もあります。

大腸内視鏡検査は、直接肉眼で大腸内を見ることになるので、より早期のがんが見つけやすいという考え方は決して間違っているとは言えません。ただ、大腸内視鏡検査はやったことがある人ならばよく知っていると思いますが、なかなかつらい検査です。

まず、この検査を行うためには大腸内に便が残っていると粘膜表面のがんが見つけにくいため、検査前に完全に便を排出させなければなりません。このため検査前日からなるべく大腸内に便が残りにくい食事を行うか、あるいは一定時間絶食し、そのうえで下剤を服用して便を排出させるという準備が必要になります。この下剤を水とともに1・5〜2リットルも飲みます。それで何度もトイレに行き、便を排出するのです。

さらに、便を排出した後は肛門から大腸内視鏡を挿入することになるのですが、内視鏡の先端にあるノズルから空気を排出したり、吸い込んだりして腸を広げたり狭めたりしながら内視鏡を奥に進めるために、時と場合によってはかなりの苦痛があります。ごくまれに内視鏡の通過時に腸の粘膜を傷つけてしまうという合併症が発生することもあり得ます。

しかも、この大腸内視鏡は医師ならば誰でもできるとまでは言い難く、ある程度の熟練が必要であり、もし対策型検診に用いるならば現状では医師のマンパワーが十分とは言えず、検査を受ける側も行う側もストレスなく効率的に行うのはかなりの難事業になるのです。

また、当然ながら便潜血反応検査に比べ、コストも高くなります。こうしたこともあり、現時点では対策型検診には用いられていないのです。

もっとも、任意型検診で行われている検査は、全く意味のないものではありません。個々人がきちんとその長所短所を医師などから説明を受けて知り、その費用負担ができるというのであれば、受けること自体は問題なく、ときには一定の利益があると考えられます。

がんの診断にかかわる検査を大学の授業に例えるならば、対策型検診はいわば必要最低限の「必修科目」に過ぎません。逆に言えばより厳密に自分にがんがあるかどうかを検査するならば、より検査手法が多い人間ドックなどの任意型検診を受けることを選択する必要があります。これらはいわば大学の科目でいう「選択科目」に当たるものです。

早期発見・早期治療には例外もある

がん検診を受ける人の多くは、「がんがあるならば、なるべく早期に発見して早期に治療をしたい」との希望をもって受けていると思います。この考えはほとんどのケースで間違ってはいません。しつこいようですが、がんは進行した場合、打つ手が限られてきます。

具体的に見てみましょう。がんの場合、治療による長期的な結果は、診断から5年後の生存率である「5年生存率」で評価することがほとんどです。あるがんにかかり、そのがんが治療では制御できなかった、あるいは一度は制御できたにもかかわらず、再発や転移をしてしまった場合はおおむね診断から5年以内に亡くなることが通例だからです。逆に治療から5年後の段階でがんが再発も転移もせず、患者本人が生きている場合、おおむね「治った（治癒）」と考えられます。

もっとも、5年生存率はがんと診断されてから単純に5年後に患者が生存しているかどうかという指標でしかありません。ごく少数ですが5年後にがんが消えておらず、治療を続けている人も生存者と扱われ、5年後までにがん以外で死亡した人は死亡者に含まれているという、一定の避け難いあいまいさを含んでいます。

ここで大腸がんを例に説明したいと思います。

全国各地にある「がんセンター」という名称がついた医療機関が加盟する「全国がんセンター協議会（略称・全がん協）」という団体が、加盟医療機関で診断された各種がんの5年生存率を公表しています。当然診断から5年を経て、集計したデータを厳密に解析しないと結果がわからないので、最新のデータは全がん協加盟医療機関で2008〜2010年に診断された症例になります。

詳しくは後述しますが、大腸がんに限らず多くのがんではその進行度に応じて大まかにはステージ1〜4の4段階に分けた病期分類が用いられます。ステージ1は一番早期のがん、ステージ4は最も進行したがんとなります。

この最新の5年生存率は、大腸がんではステージ1では98・5%、ステージ4では22・0%となっています。単純に言えば早期がんで見つかって治療をすれば100人中98〜99人は治りますが、進行がんでは100人中22人しか治らないということです。がんの早期発見がいかに重要なのかがわかります。

しかし、本当にごく一部ですがそもそも早期発見することがよいとは必ずしも言い切れないがんもあります。具体的には前立腺がんと甲状腺がんです。それは、この2つのがんは、かなり進行が緩やかながんだからです。

例えば前立腺がんや甲状腺がんは、がん以外の死因で亡くなった、あるいは老衰で亡くなったという高齢者の遺体をたまたま解剖した際などに微小ながんとして見つかることが多いのです。

がんが見つかったら治療をすることが一般的ですが、こうした進行の緩やかながんでは、経過観察を続け、生存に悪影響が出そうになるまであえて積極的には治療をしないという選択肢が現実にはあるのです。なぜなら進行の緩やかながんでは治療をすることの方が不利益が多いこともあるからです。

例えば、手術は当たり前ながら体にメスという刃物で傷を入れる行為であり、手術に伴う合併症の危険もあり、術後には傷跡が残ります。抗がん剤治療でも副作用などの苦痛を伴います。

このため、こうした進行がかなり緩やかながんでは、放置すれば命にかかわるなどの可能性が出てきた段階になって初めて治療を行うということも現実に行われているのです。

前述の対策型検診以外として、前立腺がん検診を行う自治体が多いことに専門家の中から疑問を呈する声があるというのはそういう理由からです。

効果が少ない40歳未満の乳がん検診

また、昨今では、有名人が比較的若い段階で乳がんで亡くなったことが相次いで報道されたため、民間の一部では若い女性でも乳がん検診を受けようというキャンペーンが行われたこともありました。

しかし、国が推奨する乳がん検診は40歳以降となっており、医学的見地から考えた場合にはそれより若い女性が乳がん検診を受けることに利益は少ないと考えられています。

ここで国立がん研究センターがん対策情報センターが公表している年代別の乳がん罹患状況の推計値（２０１４年）を示します。まず乳がんにかかる人は人口

10万人当たりで、20代前半で0・73人、20代後半で9・13人、30代前半で24・47人、30代後半で63・46人です。

20代前半は10万人に1人、20代後半は1万人に1人も乳がんにかかる人がいないということでわかりやすいかもしれませんが、30代になるとややわかりにくいかもしれません。これをより簡便な形に直すと、30代前半で乳がんになる人は4087人に1人、30代後半で1575人に1人ということになります。

ちなみに、40代前半だと748人に1人という計算になります。過去の研究からは、この40代からの検診がようやく死亡率低下につながると報告されているため、それ以上の年齢の不特定多数の女性を対象とする検診が対策型検診として行われているのです。

一部の企業の検診などで30代の女性に対しても乳がん検診を行っているケースや人間ドックなどの一部で30代の女性に乳がん検診を呼びかけている例もありますが、これは少なくとも医学的根拠に基づいたものとはいえません。あえて踏み込んで言うならば検診を行う側の「ビジネス的」視点からのものと考えられます。ただ、20～30代でも父方、母方のいずれかに2人以上、乳がんにかかった人がいる場合は遺伝性乳がん卵巣がん症候群（ＨＢＯＣ）の結果、乳がんにかかる可能性があると指摘されています。そうした方が個別に医療機関に相談することは間違いとは言えません。

定期健診で見つからなかったとしても

時々、「定期的にがん検診を受けていたのに、がんが見つかってしまった」と落ち込む人がいます。しかし、これは検診の意味を誤解しています。検診そのものにがんの発生を予防する効果はありません。

検診は受診する人が早期にがんに気づき、適切な治療を行うための機会を提供しているのであって、むしろ早期に発見できたのならば、そこから治療を行うことが肝要なのです。

また、中には「がん検診を定期的に受けていたのにがんを見落とされていた」という訴えもあります。

ただ、これには2種類の可能性があります。1つはかなり進行の速い質の悪いがんだった、あるいは検診では見つからないレベルの非常に小さいがんだったため、ある時の検診の際は見つからず、次の検診までにがんが大きくなって見つかったというものです。もっともこれを避けるために、数カ月に1度の頻度で画像診断するなどということは、前述の被ばくの観点からすれば現実的ではありません。

もう1つは画像診断を行う医師による見逃しです。これについては検診を受ける側からすれば怒り心頭に達するのももっともです。ただ、残念ながら人間の目で確認している以上、これは一定頻度で起こり得ます。

現在は、こうした見逃しを防ぐために人工知能の活用がかなり積極的に検討されています。ある種の特徴量を見つけるというのは人工知能が得意とする分野であり、医療分野で最も利活用に向いていると言われるのが画像診断領域です。

中には、ほぼ実用化に近いものもあります。多くの画像を人工知能に読み込ませ、そこから怪しいものだけを人工知能に抽出させ、それを人間の目で確認するということができれば、こうした見逃しをある程度減らせることになるとは思います（それでも完全に見逃しがゼロになるとは言い切れません）。

一部には、こうした見逃しがあることや、対策型検診の受診者でがんが実際に見つかるのが300〜500人に1人と言われていることなどを理由に「がん検診など受ける意味はない」と言い放つ人もいますが、これはあまりに極論です。

こうした人には「宝くじの原理」で説明したいと思います。宝くじに当たるためにはどうしたらよいか？　ネット上を検索すれば、あれやこれやと書いてありますが、どれも「帯に短し、たすきに長し」で決定打ではありません。

ですが、そもそも宝くじを買わない人は当たる可能性が皆無です。がん検診もこれと同じで、たとえごくわずかな見逃しがあったとしても受けない人は早期に見つかることすらありません。前述のように自覚症状が出てからでは手遅れになる場合が少なくないのです。

ちなみに厚生労働省が行った2016年度の国民生活基礎調査によると、前述の健康増進法に基づく対策型がん検診5種類の受診率は、男性の肺がん検診が51・0％で最高となっている以外はいずれも50％未満という状況です。

例えば、欧米の乳がん検診、子宮がん検診の受診率はおおむね70〜80％台であるのに対して、日本では40％強と世界的に見ても低率にとどまっています。日本はことがん検診受診率という点では、世界でも後進国というべき状況なのです。

第3章

がん治療はどのように行われる？

がん検診で異常が見つかったら

がん検診で異常が発見された場合やがんが疑われるような何らかの自覚症状を感じた場合は医療機関で精密検査が行われます。

おおむね問診に始まり、ＣＴやＭＲＩ、超音波などを使った画像診断、血液検査、さらにはがんが疑われる部位に針を刺して組織の一部を採取して、細胞の状況を顕微鏡で確認する生体組織検査（生検）などが行われ、医師はこれを基に総合的にがんであるか否かの診断を下します。

どのような検査を行うかは、個々のがんによっても異なります。そしてそれぞれの検査は結果の判明までに要する時間が違うため、一度に全ての検査を行っても、結果が一度に判明するというケースは少ないのです。

おおむね、最初に結果がわかるのは画像診断や内視鏡検査などです。その後、血液検査、生検の結果というのが一般的です。肝臓がんなどのように画像診断でがんが確定されることもあります。ただ、専門医が経験値などから画像の状況を見てがんであるかどうかおおむね見当がつけられる場合もありますが、そうでない場合も少なくありません。

画像診断でがんの可能性があると判断された場合は、この段階で医師から「がんの可能性がある」、「がんの可能性が高い」、「がんである疑いが強い」などと伝えられることは少なくありません。繰り返しになりますが、画像のみでがんであると診断できるケースは少ないため、こうした表現となってしまうのです。

その後、どのような異常値が見られるか、などを説明され、さらに生検による組織診断でがん細胞の形状などが認められた場合は、最終的に「がんです」と告げられます。

がん告知は本人へ告知するのが基本になった

どんな人にとっても、がんと告げられることは気持ちのよい話ではなく、個人差はあってもほとんどの人がショックを受けるはずです。ですが、何の心の準備もなしにいきなりがんであることを告げられるよりも、検査をしながらある程度その時々に応じてその可能性の高さを伝えられたうえで最終的な確定診断を伝えられる方がショックを緩和できる可能性はあります。

そもそも、がん告知に関しては1990年代前半くらいでも「告知すべきか否か」という議論が残っていました。これは今よりも当時の方が治療選択肢が少なく、がんと診断された人の余命が短いケースが少なくなかったという事情もあります。近年は治療選択肢が増えてきたうえに、患者本人の身体状況を決定づける病名を患者本人に伝えないのは人権上問題があるという考え方が定着しています。

こうしたこともあり、今では患者本人にがんを告知しないという選択肢はほぼなくなってきています。ただ、がんがかなり進行して治癒が望めないケースなどに加え、患者本人が高齢であるとか、もともと精神的に弱いなどの事情が重なると、患者本人ではなく家族ががん告知を思いとどまってほしいと医師に頼むケースも一部にはまだ残っていると聞きます。もっとも多くの場合、医師は患者本人の問題であるからとして告知に踏み切ることがほとんどです。

一方、治癒が難しいがんであればあるほど患者本人が今後どう生きていきたいかという考えが最大限尊重されますし、そうした患者の意思を家族ですら正確に推し量れるものではないのが現実でしょう。その意味では身内でがんが発覚した場合は、むしろ告知後のケアに重点を置き、告知そのものを拒むようなことは避けた方が無難です。

また、最近ではこうしたがん患者が抱える心理的な不安をケアする部門や専門家を抱えている医療機関、そうした支援を行う患者団体もあります。不安な時はこうしたところに相談するというのも1つの方法です。

治療開始のための「病期分類」

がんと診断がつけば、そこからは具体的な治療が開始されることがほとんどです。がんでは現時点で「手術」、「放射線」、「抗がん剤」が三大療法と言われていますが、個々の患者でどのような治療が行われるかは、例えば同じ肺がんでも患者ごとに違います。これは個々の患者でのがんがどのような状態にあるかという〝病期分類〟に基づき、それぞれの状況に応じた治療を後述する診療ガイドラインなどで決めているからです。

一般に、臓器にできる固形がんの病期分類で多く用いられるのがTNM分類というものです。これはT＝Tumor（腫瘍）、N＝regional lymph Nodes（所属リンパ節転移）、M＝distant Metastasis（遠隔転移）という3要素を総合して考えるというものです。

Tはがんの大きさや個数、粘膜表面からがん最深部までの深さ、Nは近くのリンパ節での転移の有無や個数・場所、Mはがんが発生した臓器から他の臓器への転移（遠隔転移）の有無、転移した場所や臓器の数などで、それぞれに要素の中に複数の分類があります。これらT、N、Mの各要素の分類はそれぞれのがんによって決められています。

これらを組み合わせた結果として進行度分類があり、多くの場合、ステージ1〜4の4段階に分けられます。ただ、がんの種類によっては例えばステージ3でも、より早期のものをステージ3a、やや進行したものをステージ3bと分ける場合があり、4段階よりも分類が多いがんもあります。いずれにせよ進行度分類は、数字が大きくなるほど、付記されているアルファベットが先に進むほど、がんが進行していることを意味します。

もっとも、この進行度分類は治療の進展とともに改訂されており、ある時期にはステージ3と分類されていた病状が後年になってステージ2へと変更される場合もあります。

大腸がんのステージ分類

ステージ0	がんが粘膜の中にとどまっている
ステージ1	がんが大腸の壁（固有筋層）にとどまっている
ステージ2	がんが大腸の壁（固有筋層）の外まで浸潤している
ステージ3	リンパ節転移がある
ステージ4	遠隔転移（肝転移、肺転移など）または腹膜播種がある

出典：大腸癌研究会「患者さんのための大腸癌治療ガイドライン 2014 年版」を一部改変

治療方針を決定づけるＥＢＭ

がんと確定診断を受け、進行度分類も定まると治療を開始することになります。その際に医師から具体的な治療方針を示されますが、こうしたものを医師はどのように決めているか、ご存じでしょうか？

多くの人は、医師個人の知識と経験に基づき決めていると思っているでしょう。これは多くの病気の治療では正確と言い切れません。

かつては医師が医学部で学んできたことをベースに、その後の医師個人の学習や経験則などを合わせて各病気の治療を行っていました。これ自体は決して的外れではありません。ただ、近年では、とりわけ「科学的根拠に基づく医療(Evidence-Based Medicine、ＥＢＭ)」という考え方が重視されています。

「科学的根拠」という言葉に当たり前のことといぶかしがる人もいるかもしれませんが、これはかなり厳格なもので、丁寧に説明すると「ある疾患の治療に関して入手できる過去の研究全てを集約し、それらを吟味したうえで、信頼性の高いと思われる研究結果から体系的な治療方針を確立し、個々の患者の状況や価値観を踏まえてそれを適応する」ということになります。

この考え方が浸透してきた結果、現在ではほとんどの病気に関して専門医などが集まる医学系学会がＥＢＭに基づき、どんな治療を行うかを具体的に記述した「診療（治療）ガイドライン」を作成しています。この診療ガイドラインはその時々の治療の進歩に応じて改訂されています。

診療ガイドラインはどのように作成されているのか

診療ガイドラインがどのように作成されているかを非常に大まかですが解説しましょう。

各医学系学会では、診療ガイドライン作成時に学会内に経験値の高い専門家で構成されるガイドライン作成委員会を組織します。時にはここに患者団体の代表が加わることもあります。

一般にある病気の治療をどのように行うかは、過去の歴史やこれまでの医師の経験などから絞りこまれているため、それに基づき各治療法に関する国内外の研究論文が収集されます。現在は医学論文専用の検索サイトがあるため、これらの収集はそれほど難しいことではありません。

集められた研究論文はエビデンスレベル（72ページ表）と呼ばれる、研究論文の科学的厳格さなどが評価されます。表に示されているものの上位ほどエビデンスレベル、すなわち科学的根拠が高いと考えられています。

最上位にあるシステマティックレビューとメタアナリシスは、簡単に言うと複数の研究論文を統合して解析した結果です。その意味では単一の治療の研究に関する論文として最も質が高いと考えられているのが「ランダム化比較試験（RCT）」と呼ばれるものです。

エビデンスレベルのピラミッド

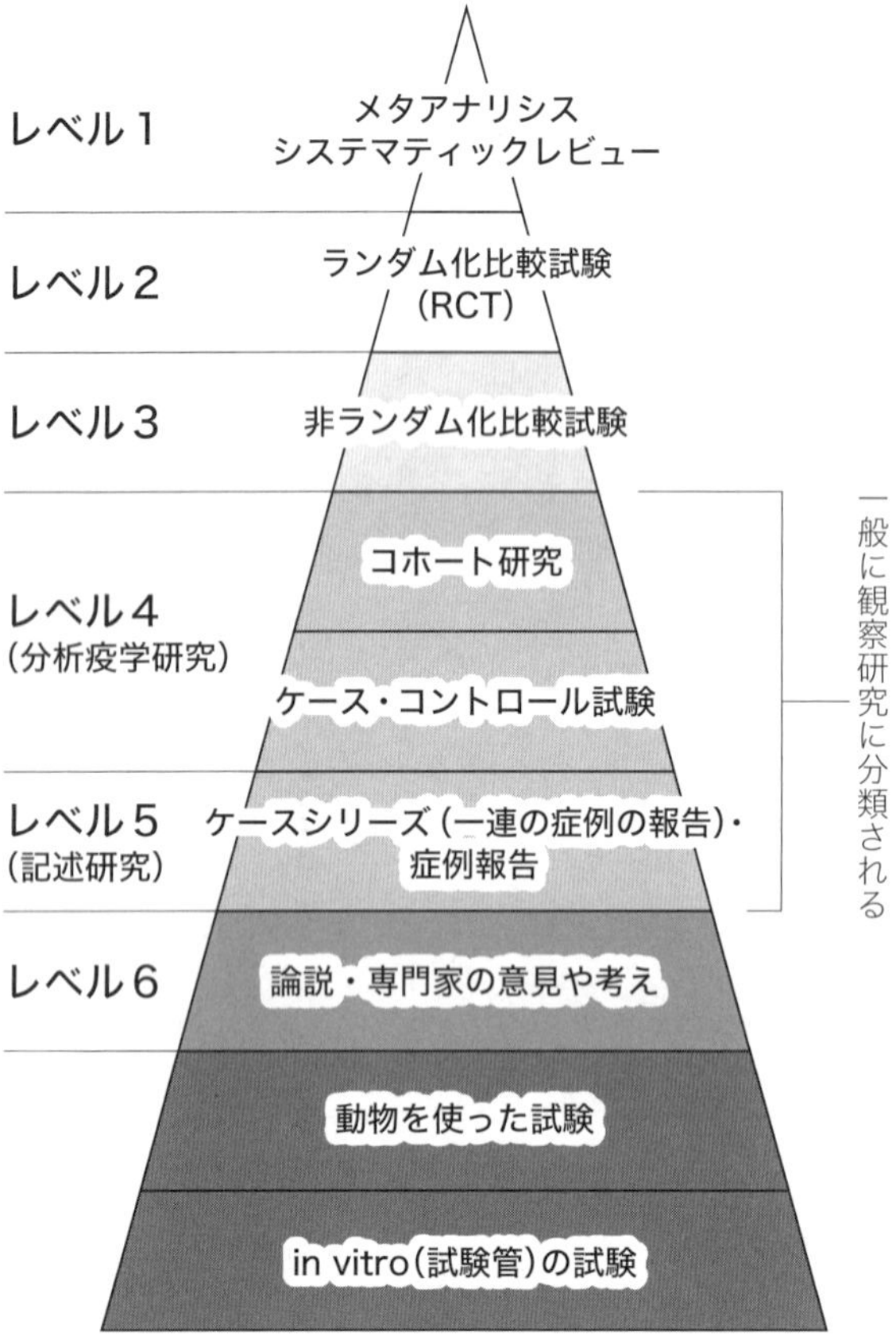

出典：国立国際医療研究センター「初期臨床で身につけたい臨床研究のエッセンス」Vol.2 第4章

例えば、ある病気でA薬とB薬の治療効果を比較するRCTについてどのように行われるかを説明します。まず、A薬とB薬を比較する具体的な評価指標（エンドポイント）を決め、症状程度や検査値の数値、年齢などがほぼ同じである病気の患者を集めます。

こうした試験では大概、医師と患者以外にコントローラーと呼ばれる第三者が存在します。このコントローラーがA薬とB薬を集めた患者を無作為（ランダム化）に2つの群に分けます。この群分けに基づき、参加者ごとに医師がA薬とB薬を患者に処方します。

ちなみにこの際、コントローラーはどの患者がA薬かなどの情報は医師には伝えませんし、服用する患者も自分がどちらの薬を服用しているかはわかりません。その後医師は患者を診察しながら、薬の服用に伴う評価指標の変化を記録し、そのデータを解析担当者に提出します。解析担当者はデータを集計して統計的な計算で評価指標に差があるかを解析します。

解析結果がまとまってから初めて、医師と患者は誰がA薬とB薬のどちらを服用したかが明らかにされます。医師にも患者にも、あらかじめどの薬が患者に渡ったかがわからないようにするのは、それがわかることで医師や患者の主観（バイアス）が入ることを防ぎ、より厳格な科学性を担保するためです。

前述の学会でのガイドライン作成委員会では、通常、まずは各治療についてこのRCTのメタアナリシスか、単一のRCTがないかを調べて抽出します。もしなければ、その1つ下のエビデンスレベルの研究論文を探し出す、それがなければまた1つエビデンスレベルが下のものを探すことを行います。

こうして個々の病気の症状の出方や重症度などに基づいて、それぞれの場合でどんな治療が現状では最適なのかを委員会内で検討します。

例えば前述のA薬とB薬について言えば、論文収集の結果、RCTでA薬がB薬よりも効果が高いという結論になっていれば、ガイドラインではA薬を「推奨する」とし、副作用の問題やA薬の効果がない時にB薬の使用を「検討する」という一段弱い表現にとどめます。また、A薬とB薬の効果に差がないとわかった場合は、「AまたはBを推奨する」という形になります。

ただ、中にはエビデンスレベルが高い研究がほとんどない時もあります。この場合は作成委員会に参加する委員の合議や投票で推奨度を決定したり、「現時点で評価は確立していない」などといった表記が行われます。

このようにして合意が得られたものは、まず診療ガイドライン素案とされ、現在ならば関係学会のホームページの会員専用ページで公開されます。公開後は一定期間、パブリックコメントと呼ばれる会員からの意見を集め、それを踏まえて一部を修正するなどして最終的に正式なガイドラインとして発表されるという形になります。

がんほど医師個人の裁量権がない領域はない

　現在では一定の患者数がいる病気ほど、こうした診療ガイドラインが作成され、おおむねそれに沿った治療が行われます。

　もちろん、患者の個々の特性によってはガイドラインに言及されていない症状もありますし、また前述のA薬とB薬のどちらを選択してもよい場合は、医師の裁量で決まるか、医師が患者に説明して選択させることになります。

　ただ、ガイドラインで具体的に病状とそれに対応する治療法が言及されているにもかかわらず、医師がガイドラインとは異なる治療を実施するケースもあります。医師側がその症状について新たな治療法を研究中で、それが選択肢で提示されるケースや医師そのものの判断で行われるケースがあります。このような場合は通常、患者にガイドラインとなぜ適合しない治療を行うのか、またその場合の利益、不利益を説明することが一般的です。

そのような手続きなしにガイドラインから離れた治療を行い、患者が不利益を被った際、医師がその選択を科学的・合理的に説明できなければ、民事訴訟での敗訴や刑事訴訟での有罪になる可能性があります。逆に言えば、診療ガイドラインはそれだけ重要なものです。

がんでは患者数が少ない希少がんと呼ばれるものですら、ほとんどは関係学会が診療ガイドラインやそれに準じる診療指針を作成しています。特にがんの場合は、放置したり、進行した場合は命にかかわるので、この診療ガイドラインでは「生存期間の延長」、すなわち患者がより長生きできることがエビデンスレベルの高い研究論文で示されている治療法が集約されています。

実際、その中身を見ると、例えば手術ならばステージ1～2までとか、どんな場合は手術後でも再発の可能性が高いか、さらにそのことを考慮して手術後に抗がん剤治療や放射線治療をどのように行うか、その場合に使うべき抗がん剤の種類も具体的に記述されています。

その意味ではあらゆる病気の治療の中で、がんほど医師個人の裁量権があるようでない領域は他にはないと言えます。

世の多くの人は風邪で医療機関にかかった経験があると思います。風邪で処方される薬は、咳止めの薬、痰を取る薬、はたまた医学的には意味がなく現在では批判を浴びている日本の慣習的処方の抗菌薬（風邪はウイルス疾患なので風邪そのものに抗菌薬の有効性はない）などもあります。

ところが風邪の場合、医療機関によって処方される抗菌薬（繰り返しになりますが風邪に抗菌薬を処方するのは本来は正しくありません）の種類や処方日数が結構違ったりするのです。これは風邪には診療ガイドラインがないことも理由の1つです。

ですが、がんの場合は生存率を高める、生存期間が延長されることが高いエビデンスレベルで科学的に証明されたものが厳選され、どのような場合にどのような治療を行うかはかなり細かく定められています。

診療ガイドラインに規定されている治療は一般的に「標準治療」と呼ばれます。科学的に見ると、現時点で最も正当な治療です。ただ、この「標準」という言葉が一部で、「『標準』があるなら、それより上の治療があるのだろう」という誤解を招いているようです。

しかし、5000円のコース料理と1万円のコース料理のような、お金を出せばつけられるような差は、病気の治療、とりわけがん治療では存在しません。標準治療とは現時点で科学的に立証された「最高・最適治療」なのです。

ややきつく断言しますが、少しでもがんを減らしたい・小さくさせたいという希望を持っているならば、よりお金を出して医療保険適用外の治療に手を出しても時間・労力・お金の無駄でしかありません。

ちなみにがんも含め、関係学会が作成した各種のガイドラインの一部は、厚生労働省の委託を受けた公益財団法人日本医療機能評価機構が運営するＭｉｎｄｓガイドラインライブラリ（https://minds.jcqhc.or.jp/）で公開されています。

基本は医療従事者向けですが一般の方でもアクセス可能です。また、学会によっては自らのサイトで一般向けにガイドラインの内容を解説しているケースもあります。ガイドライン自体は一般の方にとって小難しい内容ですが、一読には値するでしょう。

第4章

三大治療の違いを理解する

手術、放射線、抗がん剤の三大治療

がんの三大治療である「手術」、「放射線」、「抗がん剤」は大きく分けて、前者2つが「局所治療」、抗がん剤が「全身治療」に分類されます。局所治療はまさにがんがあるところだけを治療するもの、全身治療は体全体に渡って治療するものです。

ちなみに抗がん剤が全身治療と呼ばれるのは、投与された抗がん剤の有効成分が血中に入り込み、それが血液の循環で全身の隅々まで巡ってがん細胞に作用するため、そのように表現されます。

逆にこの特性からおおざっぱな説明をすると、がんがあまり進行していない早期ほど手術、放射線が選択され、がんが局所にとどまっているもののかなり進行している場合や、より進行してあちこちにがんが散らばっている場合は、抗がん剤という治療選択になります。もっともこの三大療法は患者の状態に応じて、そ

がんの三大治療

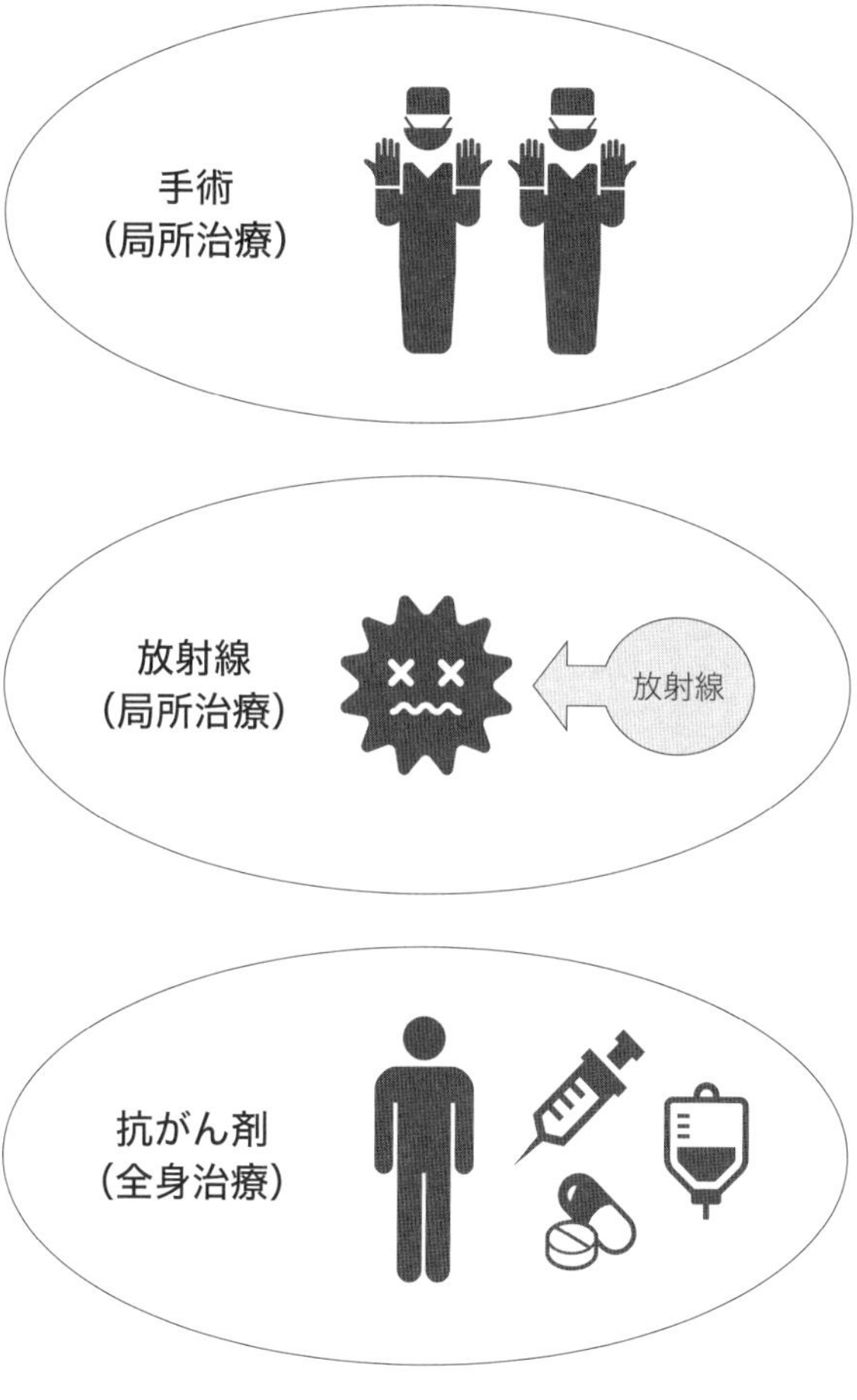

れぞれを単独で行う場合もあれば、組み合わせて行う場合もあります。

また、早期の手術であっても手術前によりがんを小さくしておく必要がある時や手術後の再発を防ぐ観点などから、手術の前後に放射線治療や抗がん剤治療を行うこともあります。

早期でも場所や患者自身の状態などで手術が難しい場合には抗がん剤や放射線の単独治療、あるいはこの両者を組み合わせた化学放射線療法を行うこともあります。どのようなケースでどう治療するかは、おおむね診療ガイドラインに記載があります。

第一の治療、手術

手術は、がん三大療法の中でも最も歴史が古い治療法です。がんが発生した部位をメスで切り取ることで、それ以上がんが広がらないようにするという治療です。ただ、ここには1つ大原則があります。

手術は「なるべく1回で全てのがんを取りきる」ことが主眼です。がんの場合、9割は取れたが1割は残ったというのでは、残ったがんがすぐに大きくなって生命を脅かすので意味がないからです。

また、現在の画像診断の技術では大きさが数㎜などの微小ながんを捉えることはかなり難しく、がんが発生してからある程度時間が経つと、画像診断で見ているがん細胞の周辺には、実はまだ画像では捉えきれないがんが存在していることもあります。

このため、現時点での手術を行うのは、これまでの研究から、がんとその周囲も含めた一定範囲を手術で切り取れれば、がんの進展は阻止できると考えられる場合、つまり1回の手術後に再発リスクが低い状態となります。

手術は早期発見のがんに有効

そうなると、どうしても手術の対象は早期発見のがんが中心になります。実際、各種がんの診療ガイドラインでも手術が適応になるのはステージ1～2、せいぜいステージ3の初期ぐらいまでです。

ただし、前述した「がんを一度で取りきる」という原則が達成できる場合は、ステージ3やステージ4でも手術を行うことはあります。

また、ステージ1～2であっても手術ができないケースもあります。それは高齢で手術に耐えられる体力がないケースや、手術を行うためにがんのある場所へのアクセスが難しいケースなどです。

ステージ4については、よく「それでも手術はできるのではないか？」と一般の人が疑問を呈することがあります。確かに画像上確認できる最初にある臓器に発生したがん（医学的には原発巣《そう》と呼びます）、そこから別の臓器に転移してしまったがん（医学的には転移巣と呼びます）を一斉に手術で取ることは物理的には可能です。

ただ、転移を起こしている段階は、あちこちに目に見えないがんが既に飛び散っているような状態と考えられます。この場合、せっかく手術という大きな負担をかけても、それほど間を置かずに再発する可能性があるのです。そこでまた手術をしても同じことを繰り返すいたちごっことなり、患者が衰弱してしまうことになりかねません。

だったら、最初は手術で見えるものだけ取りきって後は抗がん剤などで治療をすればいいのではないか、という考えもあるかもしれません。

しかし、手術をするとやはりある程度体力が落ちてしまうため、手術後に抗がん剤治療を行うのは一般的に一定期間を経過して患者の体力の回復をしてからが多いのです。

この待機期間にそれまで画像では見えなかったがん細胞がみるみる大きくなっ

てしまうこともあります。その結果、逆に患者の命を縮めてしまう可能性も考慮しなければならないのです。

そもそも、かなり離れた臓器に転移を起こしている場合、原発巣と転移巣を全て手術で取りきるとしたら、それだけでも手術が複数回になってしまうこともあり、術後にダメ押しの抗がん剤を投与するにしても、その時期がかなり後ろにずれ込んでしまうこともあります。こうしたことなどから一般にステージ4では手術はしないことが多いのです。

ただし、一部には例外があります。例えばステージ4と診断され、抗がん剤での治療を始めたところ劇的に効果があり、一定の治療期間を経た段階でごく特定の臓器のみにがんが残り、それ以上進展していない場合などです。

また、ステージ4で抗がん剤治療を行っているものの、一部のがんが大きいために臓器機能の一部に悪影響が生じ、日常生活に難渋している場合なども応急的な手術が行われることはあります。

一方、近年大腸がんではステージ4でも手術で取り除くことが可能ならば、転移したがんも含めて手術が行われることがあります。これはそうすることで患者の生存期間が改善されるという研究が一部で報告されているからです。

このように今後の臨床研究などで新たな知見が得られれば、それぞれのがんで手術の基準が変更され、それが診療ガイドラインなどに反映される可能性はあります。

現に乳がんでは転移巣はそのままにして原発巣のがんを取り除くことで生存率の改善が認められる傾向があるとの報告もあり、今後の臨床研究の積み重ね次第では診療ガイドラインでの手術の基準が変化することはあり得ます。

最近は内視鏡を使った手術も増えている

がんの手術と言えば、約30年前までは胸や腹を大きく切り開いて行う開胸手術、開腹手術しか選択肢はありませんでした。現在ではこれに加えて胸腔鏡《きょうくうきょう》手術、腹《ふく》腔鏡《くうきょう》手術といった内視鏡を使った手術も行われ、そうした手術が選択されることも多くなっています。

開胸手術や開腹手術の利点は執刀する外科医が広い視野を確保でき、直接患部を触って確認する、内部に手を入れてメスや鉗子《かんし》といった手術器具を動かすことができるなど、手術作業の自由度が高いことです。

その反面、大きく切り開くため、手術後に患者は切開部の痛みが強いという症状が起こり得ます。また、切開部の縫合後に大きな切開痕が残り、美容的に難があるということもあります。さらにはどんなに注意していても、切開部が大きいため、付着した細菌などで感染症が起こることもあります。

内視鏡手術は胸やお腹に1～3㎝の穴を複数開け、その穴から内視鏡というカメラや先端に電気メスや鉗子がついた長い棒状の手術器具を入れ、体内に炭酸ガスを注入して膨らませながら、内視鏡から映し出される映像をモニターで見て、両手でこの器具を操作して手術を行うというものです。

最近では穴を複数開けずに、やや大きめの穴を臍《へそ》のあたりに開けて、そこから内視鏡も手術器具も挿入して行うタイプの内視鏡手術もあります。

一般に肺がん、食道がんのような胸部で行う内視鏡手術を胸腔鏡手術、胃がん、大腸がんや前立腺がんのような腹部で行う場合は腹腔鏡手術と呼ばれます。この手術の利点としては、何と言っても患者にとっては切開が少ないため手術後の痛みも少なく、動けるようになるまでの回復が早いことがあげられます。また、縫合後の手術痕も目立ちません。

もっとも、手術を行う側には相当の技術が求められます。というのも開胸手術や開腹手術の場合、執刀医は患者の患部を三次元で目で見ることができますが、内視鏡手術ではモニターに映し出される二次元映像でしか確認できません。この結果、作業に慣れないと、例えばモニターで見た奥行きと実際の手術器具の動きが齟齬《そご》を起こします。

そして手に握ったメスや鉗子で手術をするのとは異なり、手に持った長い棒状の手術器具の先に付いた鉗子やメスでがんを切除し、縫合もこの手術器具の先端に付け替えた縫合器具で縫い合わせるという手技を強いられます。そのため開胸手術、開腹手術に比べると手術時間は長めと言われています。

さらに予期せぬ出血などが起きた時には、この状態ではコントロールができないケースもあり、その際は開胸手術や開腹手術に切り替えねばならないこともあります。

このような制約のため、手術可能な早期がんでも胸腔鏡手術、腹腔鏡手術ができる患者はより絞られた対象になります。例えば、日本肺癌学会が作成した「肺癌診療ガイドライン2018年版」では、肺がん（非小細胞肺がん）の場合に胸腔鏡手術を行ってもよいとされているのは、所属リンパ節への転移すらないステージ1などとなっています。

いずれにせよ、執刀医だけでなく手術視野を確保するなどの作業を行う助手の外科医も熟練度が必要になるため、全医療機関の全外科医が行えるわけではありません。

こうした手術を行う医師は、日本内視鏡外科学会、日本呼吸器内視鏡学会、日本泌尿器内視鏡学会などといった関連学会の認定を受けていることがほとんどです。各医療機関の医師がこのような認定を受けているかどうかは、医療機関のホームページなどにも情報が記載されている場合が多くなっています。

一方、この内視鏡手術よりもより程度が軽い手術としては内視鏡的切除（内視鏡的治療）と呼ばれるものがあります。これは胃がん、大腸がんなどでがんが粘膜表面から深い部分にまでは至っておらずリンパ節転移がないと考えて差し支えないものに対して行われます。

がんの大きさが2㎝以内の場合に選択できるのが、内視鏡的粘膜切除術（EMR）です。この切除術では、まずがんがある粘膜層より下の粘膜下層と呼ばれるところに胃内視鏡や大腸内視鏡の脇から刺し込んだ注射針で生理食塩水を注射してがんを浮き上がらせます。そのうえで、この浮き上がった部分にスネアと呼ばれる輪状のワイヤをかけ、ワイヤに通電をすることでがんを切り取ります。

これより大きいものになると、内視鏡的粘膜下層はく離術（ＥＳＤ）という手法が使われます。これはがんの周囲に円形にマーキングポイントを作り、このポイントや粘膜下層にヒアルロン酸を注入してがんを浮き上がらせ、胃内視鏡、大腸内視鏡の脇から刺し込んだ専用ナイフでこれを切り取ります。

このように手術もどんどん進化し、なるべく患者に負担が少ない手法が編み出されています。俗に言う「ロボット手術」については、別途後述します。

第二の治療、放射線治療

放射線治療は、X線、電子線、陽子線などをがんに当ててがん細胞の遺伝子を破壊して死滅させる治療です。

前述したように、放射線治療は手術と同じくピンポイントにがんを制御する局所療法の1つですが、手術はがんへの物理的なアクセスが不可能な場合があるのに対し、放射線治療は全身のほとんどの部位にアクセス可能です。また、治療そのものの患者への負担は、手術ほど大きくはありません。

もっとも、現在でもがんを完全に無くしてしまう治癒をめざすという目的では、手術が最優先されることが多いです。放射線治療で治癒をめざす場合は、合併症のために患者の状態が悪くて手術に耐えられないケース、位置的にがんの手術がしにくいケース、手術後の臓器機能が十分に維持できないケースなどのほか、患者がどうしても手術をしたくないケースなどがあります。

中には手術と放射線治療でがんが消失する局所制御率や再発率などの治療成績が大差のない場合に、患者の希望で放射線治療が選択されることもあります。

また、手術後にまだ画像で見えないがんがあると予想される場合に術後の再発予防、進行が速いがんで放射線に反応しやすいがんの場合は抗がん剤による化学療法と併用（化学放射線療法）で行うほか、他の臓器への転移、例えば骨転移などで痛みが強い場合に痛みの緩和のために放射線治療を行うこともあります。

手術と比べると、がん細胞のある臓器を切除しないため、臓器の形態や機能が温存されやすく、また外来通院でも治療が可能な点がメリットとなります。また、手術と同様にあくまで局所療法なので、抗がん剤などと違い全身への副作用などといったことは起きにくいのも特徴です。

もっとも、放射線をがん細胞に当てる時は、周囲の正常な細胞にも全く当たらないわけではないので、それに伴う副反応（副作用）があります。そもそも放射線治療は、線量の高い放射線をがん細胞に当てて半ば焼き殺すような治療法であるため、周囲の正常細胞に当たるとそこが炎症を起こして痛みなどを感じたりすることは一般的に起こり得ます。

例えば肺がんでは、放射線を照射する肺は肋骨に覆われているため、どんなに制御しても放射線が肋骨に当たってしまうことがあり、それにより軽度の骨折が起きてしまうこともあります（もっともこうしたケースでは多くの場合、患者は自覚症状もないことが多いです）。

また、放射線治療では、晩期反応と呼ばれる、数年後に副作用が起きてしまうケースもあります。例えば前立腺がんでの放射線治療では、放射線が周辺の大腸に当たってしまったことで、放射線性腸炎と呼ばれる腸の粘膜の損傷が原因で、後年になって一時的に血便が出ることなどがあります。

体の外から放射線を当てる「外部照射」

放射線治療の場合、現時点では体の外から放射線を当てる「外部照射」と体の内部に放射性物質を送り込んでがん細胞とその周辺に放射線を当てる「内部照射」の2種類に分かれます。多くの人がイメージする放射線治療は「外部照射」です。

外部照射は、一般にリニアックと呼ばれる高エネルギーの放射線を発生させる装置を使って行われます。基本的な方法では、がんに対してリニアックを通じて放射線を週に5日間連日照射し、残りの2日間は治療を中止して放射線が当たってしまった正常細胞の回復に当てるというサイクルで数週間行います。

現在最も一般的な手法は、「三次元原体照射」と呼ばれるもので、CTなどの画像診断で得られた情報からコンピューター上でがんとその周囲を三次元的に再現し、それに基づき治療装置を回転させながら効率的にがんに放射線を照射する方法です。

　これに対して、より進化した方法が「強度変調放射線治療（IMRT：Intensity Modulated Radiation Therapy）」です。これは専用のコンピューターを用いた治療設計で、がんには高線量を当てながら、隣接する正常組織に当たる線量を低く抑えるという治療方法です。マルチリーフコリメータと呼ばれる5㎜厚金属板が並んだ装置で、がんの形に応じて放射線を当てたい形状を作り、それを用いながら多方向から集中的に放射線を照射してがんを死滅させます。

　また、最近では「体幹部定位放射線療法」といって、比較的小さめのがんに対して多方向から高線量をピンポイントに当てて短期間でがんを死滅させるという方法も徐々に浸透しつつあります。一気に高線量を当てるため治療期間が5日程度で済むというのが特徴です。

体の内部に放射性物質を送り込む「内部照射」

放射線を発する物質を体内に入れる内部照射は、密封小線源治療と内用治療の2種類があります。

密封小線源治療が行われる代表例は男性の前立腺がん。放射性物質が密封された直径1㎜、長さ約5㎜の微小なカプセルが装填された針を直接前立腺内に刺し、これを50～100個程度埋め込みます。

放射線はカプセルから数㎜の範囲にしか届かないため、前立腺内のがんには内部から強い放射線が当たる一方、周辺の臓器への影響は最小限に抑えてがんを最終的には消失させます。

また、女性の子宮頸がんでは、子宮頸部にカテーテルと呼ばれる細い管を送り込み、小線源治療装置（ＲＡＬＳ）からカテーテルを通じて放射線を照射するという手法を取ります。

前立腺がんでは小線源治療に加え、状況に応じて外部照射を併用することもあり、子宮頸がんではおおむね外部照射と併用することがスタンダードです。

内用治療は、放射性同位元素を経口薬や注射で体内に送り込む治療法です。この治療が多く行われているのは甲状腺がんです。

甲状腺は体内の新陳代謝を調節する甲状腺ホルモンが作られる場所ですが、このホルモンの原料となるヨウ素を甲状腺は取り込みやすいのです。この性質を利用して放射性のヨウ素を内服して、これが取り込まれることで発せられる放射線ががんを死滅させます。

また、がんが骨に転移し、痛みが生じている場合には、骨代謝が活発なところに集まりやすく、β線を発するストロンチウム―89を注射で投与し、それが発する放射線で転移したがんを弱らせて痛みを和らげるという治療もあります。

第三の治療、抗がん剤治療

抗がん剤治療は、薬によってがん細胞を制御する治療です。抗がん剤治療を前述のように「全身療法」と称するのは、経口や注射・点滴で血管内に入り込む薬が血液の循環を通じて全身に到達し、がん細胞を死滅させたり、成長を止めたりするからです。

一般には進行が極端に速いがんや広範囲にがんが広がってしまった場合（いわゆる転移）、あるいは手術後のダメ押しとして画像上見えないがん細胞を制御するためなどに用いられます。

とりわけ手術や放射線治療と異なるのは、抗がん剤のみでがんを完全に死滅させて治癒させることは、多くの場合、念頭に置かれていないことです。

これは抗がん剤のみで体内にあるがんが完全に死滅することはごくまれだからです。むしろ抗がん剤で、がんをある程度縮小させ、それ以上増殖しないように抑えることで、がんが体内にありながらもある程度日常生活を送れる状態にするための治療になります。

一部のがんでは、抗がん剤を使用しながら治癒をめざす場合もありますが、この場合はおおむね手術や放射線と併用する形が一般的です。

抗がん剤のみでの治癒をめざすがんとしては造血器のがん、通称血液がんと呼ばれる白血病や悪性リンパ腫があります。これらでは複数種類の抗がん剤の併用による大量化学療法でがん化した細胞を殺して治癒をめざします。

また、精巣（睾丸）がんでもセミノーマ（精上皮腫）と呼ばれるものは他臓器への転移があっても抗がん剤で治癒に導くことができる例が少なくありません。

一方、中には抗がん剤の効果が乏しい種類のがんもあります。

抗がん剤誕生の経緯

そもそも抗がん剤は、第二次世界大戦中の偶発的な事故をきっかけに登場しています。１９４３年12月、当時連合国側が補給基地としていたイタリアのバーリ港をドイツ軍が空爆し、艦船16隻が沈没しました。

この中には化学兵器のマスタードガスを積載したアメリカ海軍リバティー型輸送船「ジョン・ハーヴェイ号」が含まれていました。マスタードガスは触れると皮膚がただれたり、目に入れば失明するなどの作用があり、一般には毒ガスと呼ばれる化学兵器です。

この時の空爆では、海中に投げ出された兵士たちが、漏れ出たマスタードガスを大量に浴びたのですが、その時の彼らの症状として白血球が顕著に減少することがわかりました。このため、マスタードガスの成分の毒性を弱めた化合物が、異常な白血球（白血病細胞）が増加する白血病などの血液がんに応用され始めました。これが抗がん剤の始まりです。

この後、1990年代前半まで積極的に開発され、実際の治療に用いられるようになりますが、これらは別名「細胞障害性抗がん剤」と呼ばれます。これはその名の通り、がん細胞に障害を与えるいわゆる「細胞毒」の薬であるからです。端的に言えば「毒（抗がん剤）をもって毒（がん細胞）を制す」という考え方で編み出された薬です。

細胞障害性抗がん剤の種類

細胞障害性抗がん剤の中にもその効き方で様々な種類があります。代表的なものはアルキル化剤、代謝拮抗剤、微小管阻害剤、白金製剤などです。

アルキル化剤はまさに前述のマスタードガスから発展したもので、がん細胞のDNA（遺伝子）に直接結合し、がん細胞が増殖しようとするとそれを殺してしまいます。代謝拮抗《たいしゃきっこう》剤はがん細胞のＤＮＡを構成する成分と非常に似た化合物で、がん細胞が増殖のためにＤＮＡを合成する時にそこに囮《おとり》のように取り込まれ、その毒性でがん細胞を殺してしまいます。

　微小管阻害剤は細胞分裂の時に新たにできた染色体を振り分けるためにできる紡錘糸《ぼうすいし》と呼ばれる管のような組織の働きを抑えてがん細胞増殖のための分裂を防ぐものです。白金製剤はアルキル化剤と同じくがん細胞のＤＮＡと結合してがん細胞を自滅（アポトーシス）させます。

　このように細胞障害性抗がん剤は、いずれもがん細胞の増殖段階に作用します。これはがん細胞が正常細胞よりも増殖速度が速いという特徴を捉えたものですが、それ故に正常細胞でも増殖速度の速い血液の細胞（造血幹細胞）、消化管の粘膜細胞、毛根細胞などが影響を受けやすくなっています。

　抗がん剤を投与すると、白血球の減少などによる感染症、赤血球の減少に伴う貧血にかかりやすくなる、髪の毛が抜ける、などの副作用は一般的にもよく知られていますが、これはそうした細胞障害性抗がん剤の特性が影響しています。

また、強い吐き気も代表的な副作用として知られていますが、これは消化管粘膜が抗がん剤によって傷つけられることで分泌される物質が脳の嘔吐中枢を刺激するために発生すると考えられています。

また、細胞障害性抗がん剤は、そもそも毒性が強い化学物質のため、がん細胞に有効性を発揮する投与量と、多くの人で厳しい副作用が発生してしまう投与量との差が小さいということも副作用が出やすい理由の1つです。こうしたこともあり、効果が十分ではないからといって、安易に投与量を増やすことができないという悩ましい問題もあります。

ホルモン剤、分子標的治療薬

細胞障害性抗がん剤は、私たちが一般的に考える抗がん剤の代表格ですが、これ以外にも私たちが「がんの治療に使う薬＝抗がん剤」と考えて、抗がん剤に分類しているものにはホルモン剤、分子標的治療薬があります。

ホルモン剤は男女それぞれの性ホルモンの影響を受けて増殖しやすい女性の乳がん、男性の前立腺がんの場合に、これら性ホルモンの作用を抑えるために使います。

一方、分子標的治療薬とは、がん細胞そのものを殺すのではなく、がん細胞の増殖に必要なたんぱく質（酵素）などの働きを抑えることで、やや間接的にがん細胞を追い詰めていく薬です。その意味では細胞障害性抗がん剤と比べると、よりがん細胞を選んで働きやすくなっています。

ただ、そうは言っても分子標的治療薬でも、それぞれの薬に応じた副作用がありますす。もっともそうした副作用は細胞障害性抗がん剤よりは症状が重くないものが多くなっています。

世界で初めて登場した分子標的治療薬は、乳がんでがん細胞の増殖を促進する

HER2（ハーツー）と呼ばれるたんぱく質の働きを抑えるハーセプチン（一般名・トラスツズマブ）という薬です。ハーセプチンは2001年に日本でも初の分子標的治療薬として登場し、現在までにがんでは30種類を超える分子標的治療薬が使えるようになっています。

中にはそれまでの治療風景を一変させた分子標的治療薬もあります。血液がんの一種である慢性骨髄性白血病に使われるグリベック（一般名・イマチニブ）です。かつて慢性骨髄性白血病と診断されると、10年後の生存率は3割未満でした。しかし、この薬の登場で慢性骨髄性白血病の10年後の生存率は約9割にまで劇的に改善されています。

分子標的治療薬が抗がん剤と比べて決定的に違うのは、その多くが事前に患者のがん細胞などを採取して検査することで、標的となる遺伝子変異の有無を調べ、事前に効果の予測が可能な点です。

逆に言えば、誰にでも使えるわけではなく、明確に効果があると予測される人を選んで使うことになります。事前の検査で効果がないと考えられる人に使っても、副作用が出るだけで、しかもその間にがん細胞の増殖によりがんが進行してしまう可能性が高いからです。

患者によって薬を使い分けるプレシジョン・メディスン

この個々の患者に応じて、分子標的治療薬や抗がん剤を使い分ける治療法は、近年「プレシジョン・メディスン（個別化医療）」と呼ばれ、急速に注目を浴びています。その具体例を、肺がんを例に「肺癌診療ガイドライン（日本肺癌学会作成）」に沿って説明しましょう。

非小細胞肺がんは、第1章でも触れたようにがん細胞の組織的様子から「腺がん」「扁平上皮がん」「大細胞がん」の3種類に分けられます。ステージ4の非小細胞肺がんではいずれも抗がん剤治療から始まりますが、抗がん剤を使った治療では扁平上皮がんとそれ以外の非扁平上皮がんで治療方針が分かれています。

いずれの場合でも患者から採取したがん細胞を検査することから始まります。そのうえで扁平上皮がんでは「PD—L1」と呼ばれるたんぱく質の有無を調べる検査を行います。

もしこの検査でPD—L1が数多く確認された場合は、後述する免疫チェックポイント阻害薬（136ページ参照）と呼ばれる種類の薬のうち、キイトルーダ（一般名・ペムブロリズマブ）という薬を単独、あるいはキイトルーダか同じく免疫チェックポイント阻害薬のテセントリク（一般名・アテゾリズマブ）のいずれかと細胞障害性抗がん剤を併用するという治療を行います。

ただし、患者の体力がない場合はキイトルーダか細胞障害性抗がん剤のいずれかのみ、かなり体力がない場合は抗がん剤治療を行いません。

PD—L1検査でPD—L1があまりないと確認された場合は、基本は細胞障害性抗がん剤による治療で、場合によっては免疫チェックポイント阻害薬を加えることも検討されます。

一方、非扁平上皮がんではPD－L1検査に加え、第1章でも触れたがんの増殖を促進するEGFR遺伝子変異、ALK融合遺伝子、ROS1融合遺伝子、BRAF遺伝子変異の有無を検査します。

この結果、がん増殖を促進するこれらの遺伝子が見つかった場合は、それぞれの変異型でがん増殖に関与する酵素の働きをブロックする分子標的治療薬を使います。

いずれの変異も見つからなかった場合、患者が75歳未満ならば細胞障害性抗がん剤のうち白金製剤と呼ばれるものを軸にした併用療法を基本として、必要に応じてさらに免疫チェックポイント阻害薬を加えます。75歳以上でも体力があれば75歳未満と同じ治療、やや体力が劣ると判断されたら細胞障害性抗がん剤の単独で治療します。

そして、多くのがんでは、こうした細胞障害性抗がん剤、ホルモン剤、分子標的治療薬などを単独で使う場合もありますが、複数の薬を併用して治療を行うことも多いものです。この理由は、複数の薬を併用した方が効果が高いというエビデンスがあるためです。

ある特定の人が発症したがんでも、遺伝子レベルなどで見ると多種多様ながん細胞が混在しています。このため患者に応じて、効き方が違う薬同士を組み合わせて使う方が、より効果的にがん細胞を抑えられることもあるのです。

こうした複数の薬を併用する場合、現在は過去のランダム化比較試験などの臨床研究の結果から、科学的に効果（生存率、生存期間）が証明された組み合わせが、診療ガイドラインに規定されています。

診療ガイドラインでは、患者の体力、年齢、採取したがん細胞の事前検査の結果に応じて併用の仕方も含め、どのような薬を使うかがあらかじめ定められていて、おおむねこれに沿って治療が行われます。

ステージ4のがんは最初から抗がん剤で治療することになりますが、一次治療と呼ばれる最初の治療で使う薬、その薬が効かなくなった時に行われる二次治療と呼ばれる2番目の治療での薬などは、全て診療ガイドラインでどのようなものを選択するかを規定しています。

念のために記しておくと、時々「抗がん剤は注射薬の方が効果がある」と考えている人がいます。これは完全に誤解です。抗がん剤には確かに経口薬と注射薬がありますが、この違いは有効成分である化合物の特性によるものです。

化合物の質量（分子量）が大きいものは、経口薬にすることが技術的に難しいか、経口薬にできたとしても体内で分解されて血中に取り込まれる際に、効果を発揮するのに十分な量が取り込まれないのです。

そのため、そうした化合物を使った抗がん剤は注射で直接血管に入れる方が効率的だと考えられているのです。

使える抗がん剤がなくなったら……

ここで、大腸がんを専門とする医師で構成される大腸癌研究会が作成した「大腸癌治療ガイドライン2019年版」を例に取ると、ステージ4の大腸がんの一次治療では、併用あるいはいずれかの薬の単独による治療法は、現在大まかに7種類あります。

これらが無効になった場合の二次治療以降も具体的に薬剤名を指定しており、最大で四次～五次治療まで規定されています。

ステージ4の大腸がんは何も治療しなかった場合、生存期間は約8カ月と言われています。初期の頃の抗がん剤治療での生存期間も12カ月に到達するかしないかという状態でしたが、現在ではこうしたガイドラインに沿った治療で30カ月まで延長されています。

もっとも、こうした診療ガイドラインで規定した治療薬の選択肢がいずれも無効になるという状況も当然起こり得ます。この場合、いくつかの選択肢が出てきます。

まずは後述する緩和ケアに専念するケースです。特に抗がん剤による治療を行えるだけの体力が残っていない場合では、この選択肢が取られることが一般的です。

一方、患者に体力があり、本人も治療継続の意思を示している場合、ガイドラインに規定されている薬剤ではありませんが、その人のがんに有効性があると厚生労働省から製造承認を受けている薬を使うケースがあります。

ただ、このケースはがんを一時的に縮小させ、患者本人が苦痛と感じる自覚症状が改善することもありますが、生存期間が延びるかどうかは必ずしも明確ではありません。

これは、あくまで医療保険を使った診療の範囲内で主治医と十分な相談のうえで行うべき治療です。

もう1つは現在、新薬の承認申請のために製薬企業が行っている臨床試験に参加するというものです。もちろんこうした新薬候補は動物実験などで繰り返し安全性は確認したうえで専門医の下で行われているものの、不確定要素がないわけではありません。

かつては、選択肢としてそれほど注目されていませんでしたが、近年では製薬企業によるがんの治療薬の研究開発が活発化し、現在日本国内だけで見ても軽く100件を超える臨床試験が行われています。

どのようながんで、どのような新薬候補の臨床試験が行われているかは、例えば臨床試験サポート業務を行っている民間企業3Hメディソリューションが運営するwebサイト「オンコロ」(https://oncolo.jp/ct/triallist) などでも紹介しています。臨床試験に参加を希望する人は、こうしたサイトを参照し、主治医に相談してみるのも1つの方法です。

また、2019年6月から医療保険適用となった「遺伝子パネル検査」で、標準治療の薬剤選択肢が尽きた患者が新薬候補の臨床試験によりアクセスしやすくなることが期待されています。

既に非小細胞肺がんの事例で説明したように、現在ではがんの発症やがん細胞増殖に関与する様々な遺伝子変異などの有無によって薬を使い分けています。本書執筆時点で、こうした遺伝子変異などは判明しているだけで優に１００種類を超えています。

ただし、その中で対応する治療薬がある遺伝子変異は限られています。そのため、まだ製薬会社に対応する治療薬がない、がんの発症やがん細胞の増殖に関与する遺伝子変異については、新薬候補の研究開発を進め、一部は臨床試験も行われています。

もっとも、従来は対応する治療薬がない遺伝子変異の場合、全ての患者でその有無を網羅的に検査されてはいませんでした。

遺伝子パネル検査は、患者から生検で採取したがん細胞を使った1回の検査で１００種類以上の遺伝子変異の有無を一気に調べることができます。この検査を行うことで、新たに見つかった遺伝子変異に対応した新薬候補が臨床試験中ならば、その臨床試験への参加の道が拓けやすくなります。

というのも、遺伝子パネル検査の保険適用の条件では、患者の同意の下で遺伝子パネル検査結果や治療歴などの情報がＩＤで匿名化された上で、新たに国立がん研究センターに設置された「がんゲノム情報管理センター（Ｃ－ＣＡＴ）」に集約されることになっているからです。

ちなみに、Ｃ－ＣＡＴに集約された患者の遺伝子情報は匿名化されているものの、どこの医療機関から提出されたものかはわかるようになっています。そしてＣ－ＣＡＴでは日本国内で製薬企業が行っている、あるいは行おうとしている新薬候補の臨床試験に関する情報も集約されています。

このため、新薬候補に対応した遺伝子変異を持つＩＤを提出した医療機関には、その臨床試験情報が伝えられます。医療機関側ではＩＤに対応した患者が誰かはわかるため、その患者に臨床試験の情報を伝え、参加の意思確認ができます。つまり、患者は従来よりもチャンスを逃さず速やかに臨床試験の参加にこぎつけやすいというわけです。

もっとも、この仕組みで実施中の臨床試験に参加できる可能性が拓ける人は、遺伝子パネル検査を受けた人の最大2割ほどと言われています。全ての患者に恩恵があるわけではありません。

ただ、これまでは臨床試験が盛んに行われている医療機関以外を受診していた患者は、場合によって自分で臨床試験情報を探さなくてはいけないこともありました。その意味で臨床試験にアクセスしやすい道筋ができたメリットは大きいと言えます。

また、この仕組みには副次的なメリットもあります。C－CATのような国レベルでがん患者の持つ遺伝子変異情報を一元的に集約できる仕組みがあるのはいま現在日本だけです。

現在、製薬企業がある遺伝子変異を標的にした新薬候補の臨床試験を行う場合、全世界同時に臨床試験を行うことが増えています。そしてアジア地域で臨床試験を行う際は、最初に行われるのは必ずしも日本ではなく、中国、台湾、韓国などが選ばれることも少なくありませんでした。これはこうした国々の方が医療制度や社会環境などから臨床試験への参加希望患者を数多く集めやすかったからです。

しかし、新たにC－CATが設置され、そこに患者の遺伝子変異などの情報が集約されるため、特に外資系の製薬企業が日本で、ある種の遺伝子変異に関するがん治療薬の臨床試験を行う場合に、日本ではすぐに対象患者を見つけることができます。つまり、世界同時にがんの新薬候補の臨床試験を行う場合は、アジアでは日本がいの一番に選択される可能性が高くなります。

つまり、日本のがん患者が新薬候補の臨床試験に参加できる機会は増え、臨床試験の結果が良好ならば日本での新薬候補の承認までのプロセスが短縮される可能性も高まるということです。

現在、日本国内では100件を超えるがんの新薬候補の臨床試験が進行中です。

これと遺伝子パネル検査の保険適用で第二、第三のキムリア（168ページ参照）、オプジーボが日本から登場することも夢ではない時代が近付きつつあります。

抗がん剤の副作用について

ちなみに、これらホルモン剤、分子標的治療薬を含む抗がん剤治療では、「副作用が怖い」という声はよくあることです。これはがん患者が登場するドラマの設定や過去のがん患者の体験手記などで、脱毛や吐き気に苦しむ患者像が描かれていたことなどが影響しているとの指摘もあります。

こうした副作用の中には、発生がほぼ避けられないものもあれば、患者によって症状が全く出ない人から重く出る人まで個人差があるものもあります。

もっとも、近年ではこうした副作用対策はかなり進歩しています。脱毛に関しては現状でも完全に防ぐ、あるいは治療することは難しいのですが、アメリカでは冷却液が循環する頭皮冷却用帽子が使われ、脱毛軽減効果があることが知られています。これは頭皮を冷却すると頭皮の血管が収縮し、髪の毛を作る毛包に抗がん剤の成分が到達しにくくなるからだと考えられています。また、医療用ウィッグと言われるかつらを利用していくことも可能です。それをアドバイスしてくれる専門家も、最近では出てきています。

もっとも、脱毛の副作用がある抗がん剤の使用期間が決まっている場合は、その治療終了から数カ月後には発毛が始まります。

吐き気に関しては、既に１９９０年代から制吐薬と呼ばれる吐き気止めの薬が登場しており、これを使用することでかなり抑えることができるようになっています。また、骨髄抑制と呼ばれる白血球、赤血球の減少を改善する薬も登場しています。

口内炎も抗がん剤治療では起こりやすい副作用です。これは比較的成長が早い口腔粘膜が抗がん剤の影響で障害を受けやすく、なおかつ口の中は細菌が多いため炎症が起こりやすいという事情もあります。口内炎が起こると飲食がつらくなり、そのことで体力低下にもつながります。この口内炎対策としては、治療開始前の虫歯・歯周病の治療、治療中のこまめな歯磨きなどで予防や症状の軽減が可能なこともわかっています。

分子標的治療薬では、ニキビのような湿疹、手足の指の角質化やひび割れ（手足症候群）、頻繁な下痢、薬剤性肺炎などが報告されています。これらも例えば皮膚症状の場合は治療開始前からの保湿剤やステロイド軟膏の使用、下痢ではいわゆる下痢止めの薬などで、かなり対処できるようになっています。

また、最近では抗がん剤治療の副作用対策で漢方薬を使用するということも行われています。例えば、口内炎対策として半夏瀉心湯《はんげしゃしんとう》、一部抗がん剤の副作用である食欲不振に対して六君子湯《りっくんしとう》などが大手のがん専門病院などでも使われています。

これらはいずれも過去の臨床研究で一定の有効性が報告されているもので、科学的根拠が必ずしも明確ではない、いわゆる民間療法などとは異なります。

抗がん剤治療に伴う副作用は多彩で、ここではとても書き尽くせませんが、いずれにせよ、かなり対策は進んでいます。近年ではこうした治療を受ける場合は、おおむねそれに伴う副作用などが一覧化された説明文書を渡されることが増えています。

そうした症状を念頭に置き、「もしかして……」と思う症状を感じた時は、遠慮はせずに医師や看護師などの医療スタッフに早めに相談することが肝要です。同時に念のため書いておきますと、抗がん剤以外も含め、副作用のない薬はないと断言できます。

精神的・肉体的苦痛に対する緩和ケア

がんではそれに伴う精神的・肉体的苦痛を和らげるための緩和ケア（緩和治療、緩和医療）も積極的に行われている領域です。

緩和ケアは、抗がん剤の治療などで選択肢が尽きた後、がん患者が終末期を過ごすホスピスなどで、がんの進行に伴う痛みを取り除くモルヒネ（医療用麻薬）使用などのことのみと思い込んでいる人もいます。これも緩和ケアではありますが、実際の緩和ケアは患者ががんと診断された時点から始まるものです。

がんの場合、たとえ早期であっても診断されただけで不安や抑うつ、不眠などの症状が出てしまうことは少なくありません。こうした症状への薬による治療、薬を使わない治療（カウンセリングなど）、さらには前述した抗がん剤治療での副作用への対処も緩和ケアの一部です。

実際、質の高いがん医療の全国的な均てん化（全国どこでもがんの標準的な専門医療を受けられるように医療技術などの格差の是正を図ること）を目的に、厚生労働大臣の指定する「がん診療連携拠点病院」などでは、緩和ケアに対応できる専門チームが整備され、治療に伴う入院時はもちろんのこと、通院による外来診療時などでも緩和ケアを提供しています。

この専門チームは医師だけでなく、看護師、薬剤師、臨床心理士、社会福祉士（ソーシャルワーカー）など多様なスタッフで構成されています。そしてこうした専門チームは、その時々の患者の訴えに応じて、チーム内で最も適切なスタッフが対応することになります。

一方、今でも、

▽体力的に標準治療を続けることが難しい
▽患者本人の意思で積極的な治療を中止する
▽診療ガイドラインなどで示されている標準治療が尽きた

などの場合が、緩和ケアの中で大きな位置づけを示しているのは確かです。

これらの場合に緩和ケアを医療機関に入院して受けることができる「緩和ケア病棟」という仕組みがあります。

これは病棟全体が緩和ケアを受ける人だけが入院し、前述した専門チームが対応します。また最近では、がん治療に強みを持つ医療機関などと連携しながら、在宅医療を行う医師や訪問看護師により在宅で緩和ケアを受けることができるケースも増えています。緩和ケア病棟を有する医療機関については、国立がん研究センターが運営する、がん情報サービスの中で検索できるページがあります(https://hospdb.ganjoho.jp/kyotendb.nsf/fTopKanwa?OpenForm)。

それでも患者の立場からは、緩和ケアは単なる治療の「中断」というイメージを持たれているケースは少なくありません。ただ、実際には緩和ケアを受けてから、再度積極的な治療に復帰するというケースも想定されています。特に体力低下などで治療を中断して緩和ケアに専念したケースがそれに当たります。

がん治療では患者の体力などの全身状態をパフォーマンス・ステータス（PS）という指標で5段階に分けて評価します（129ページ表）。

一般に手術、放射線、抗がん剤のいずれの治療でも対象となるのは、PS2ぐらいまでで、それを超えると、積極的な治療は、その効果よりも患者の体力を奪う側面が多いと考えられ、診療ガイドラインなどでの治療選択肢が残っていても

パフォーマンス・ステータス
(Performance Status：PS)

スコア	定義
0	まったく問題なく活動できる。発症前と同じ日常生活が制限なく行える。
1	肉体的に激しい活動は制限されるが、歩行可能で、軽作業や座っての作業は行うことができる。 例：軽い家事、事務作業
2	歩行可能で、自分の身のまわりのことはすべて可能だが、作業はできない。日中の 50%以上はベッド外で過ごす。
3	限られた自分の身のまわりのことしかできない。日中の 50%以上をベッドか椅子で過ごす。
4	まったく動けない。自分の身のまわりのことはまったくできない。完全にベッドか椅子で過ごす。

出典：国立がん研究センター・がん情報サービス・用語集

緩和ケアに専念することがほとんどです。

ただ、こうした場合は緩和ケアで体力が回復し、PSが改善すれば再び積極的な治療を開始するという可能性が生まれてきます。

また、2010年にはマサチューセッツ総合病院のグループが他の臓器への転移が始まった肺がん（非小細胞肺がん）患者を、2つの群に無作為に分け、両群とも標準治療をしながら、1つの群では早期から定期的に緩和ケアを実施、もう1つの群では患者が希望した時のみ緩和ケアを実施し、両群間の比較を行っています。

この結果では早期から定期的に緩和医療を受けた患者の方が、生活の質（QOL）が良好だったことが報告されています。この差が生じた理由は、明確にはわかっていませんが、患者によるストレスコントロール能力の向上など複数の要因があったのではないかと考えられています。

いずれにせよ緩和ケアは最終段階だけの「惰性運転」のような治療ではないのです。

第5章

オプジーボは何が画期的だったのか？

第四の治療法、免疫療法

がんの治療では「手術」、「放射線」、「抗がん剤（化学療法）」が、三大療法と呼ばれてきましたが、ここにきて、これに次ぐ第四の治療と呼ばれるものが登場しています。

２０１８年12月、京都大学高等研究院特別教授の本庶佑《ほんじょたすく》氏が、日本人としては5人目となるノーベル医学・生理学賞を受賞しました。受賞理由は「免疫チェックポイント阻害因子の発見とがん治療への応用」です。この本庶氏の研究テーマこそが現在、がんで三大療法に次ぐ第四の治療とも評される「免疫療法」です。

既に第1章で触れたように、がんは体内では異物であるため、免疫が正常に働けば本来は排除されるはずですが、がんは巧みに免疫システムをすり抜けてしまいます。そして、その理由は長年謎に包まれていました。

１９９２年、本庶氏の研究室では、病原菌などを攻撃することで免疫機能の一部を担う「細胞傷害性T細胞（キラーT細胞）」の表面に、それまで知られていないたんぱく質が出現していることを発見。これを「PD－1」と名付けました。

当初、PD－1の働きは不明でしたが、研究を進めていった結果、キラーT細胞が異物への過剰な攻撃を行うことを制御する、いわば「免疫のブレーキ役」であることが判明します。

さらに、がん細胞側ではこれに対抗して「PD－L1」というたんぱく質を作り、このPD－1と結合することで、キラーT細胞によるがん細胞への攻撃が止まってしまうという事実も明らかになりました。

このPD－1のような分子は「免疫チェックポイント分子」と呼ばれます。

つまり、キラーT細胞側のPD－1とがん細胞側のPD－L1の結合を防げば、キラーT細胞はがんを攻撃し続けて排除できるかもしれない、という仮説が生まれました。

そこで本庶氏らは治療への実用化に向けて奔走しましたが、当時、国内の製薬企業各社からはあまり色よい返事はもらえませんでした。というのも、がんに対する免疫療法は、これまで良好な成績が報告されていなかったためです。

しかも、第7章で詳しく説明しますが、効果が立証されているとは言い難いがん免疫療法を、一部の自由診療（医療保険を適用せず、医師側が治療費を決められる）クリニックが高額な治療費で行っていることなどから、そもそもがんの専門医からは免疫治療そのものへの印象も悪かったという事情もありました。

最終的に本庶氏らは2002年に日本の小野薬品と共同でPD－1での免疫治療の用途特許を仮出願し、そこからこの研究を実際の治療に結びつける本格的な動きがスタートします。

もっともここからの実用化に向けた道のりは決して平坦なものではありませんでした。

ＰＤ−１発見から22年で承認

まず、この理論に沿って医薬品を開発するならば、ＰＤ－１あるいはＰＤ－Ｌ１に対抗する人工的な抗体を製造し、これを医薬品として人に投与することで、ＰＤ－１とＰＤ－Ｌ１の結合を阻止する、ということになります。

医薬品として人の体内に投与される抗体は一般的に抗体医薬品と呼ばれます。この抗体医薬品の製造には高度な技術が必要で、この技術は全ての製薬企業が持っているものではなく、当時は小野薬品も含め、日本国内の製薬企業はこの技術をほとんど持っていない状況でした。

このため２００５年に小野薬品は抗体医薬品の技術を持つアメリカのバイオベンチャー企業・メダレックス社（後に米大手製薬企業ブリストル・マイヤーズスクイブが買収）と共同研究契約を締結しました。

この結果、合成されたＰＤ－１に結合する抗ＰＤ－１抗体のオプジーボ（一般名・ニボルマブ）が合成されました。オプジーボのような免疫チェックポイント分子の働きを抑える薬は「免疫チェックポイント阻害薬」と呼ばれます。

オプジーボの人を対象とした臨床試験は、２００６年にまずアメリカでスタートしました。

この時の第1相臨床試験では皮膚がんの一種である悪性黒色腫（メラノーマ）、腎細胞がん、非小細胞肺がん、大腸がん、前立腺がんを対象にしましたが、その結果から比較的有効性が高いメラノーマ、腎細胞がん、非小細胞肺がんに絞られ、臨床試験が進められました。

まず、開発が先行したのはメラノーマでした。メラノーマは進行期と診断されると、1年後の生存率（1年生存率）は4割未満といわれるほど予後が悪いがんです。

そこでカナダ、オーストラリア、ヨーロッパの各国で外科切除が不可能な未治療の進行期メラノーマの患者４１８人を対象に、オプジーボと従来使用されていた抗がん剤・ダカルバジンの効果を比較する臨床試験（checkmate—066試験）が行われました。

その結果、1年生存率はオプジーボを投与された患者では73％に対し、ダカルバジンを投与された患者では42％と、既存の治療より大きく上回る成績が明らかになりました。

この結果などを受けてオプジーボはメラノーマを適応として、まず日本で2014年7月、アメリカで2014年12月、ヨーロッパで2015年6月と相次いで規制当局からの製造承認を取得しました。このPD—1発見から日本での承認に至るまでには実に22年もの歳月を要しました。

また、この後、オプジーボは2019年9月時点までに、非小細胞肺がん、腎細胞がん、頭頸部がん、胃がん、古典的ホジキンリンパ腫、悪性胸膜中皮腫と他の種類のがんにも適応を広げ、その他の数多くのがんでも現在臨床試験を実施中です。

相次ぐ免疫チェックポイント阻害薬の登場

オプジーボのような免疫チェックポイント阻害薬は、点滴で静脈から注射する注射薬で、血流を通じて全身にいきわたらせるという意味では全身療法の抗がん剤の一種と言えるかもしれません。

しかし、これまで抗がん剤に分類されている細胞障害性抗がん剤、分子標的治療薬はともにがんそのものを攻撃します。

これに対し、免疫チェックポイント阻害薬はあくまで免疫細胞の働きを助けるだけでがんそのものを攻撃はしません。その意味では抗がん剤とは別に分類されます。

また、手術、放射線治療もがんに対する直接的な治療です。免疫チェックポイント阻害薬による免疫療法が第四の治療と呼ばれるようになっている背景には、こうした特徴の違いがあります。

そしてオプジーボの登場以降も免疫チェックポイント阻害薬の登場が相次いでいます。オプジーボと同じくPD－1とPD－L1の結合を阻止するため、PD－1に結合する抗PD－1抗体としてキイトルーダ（一般名・ペムブロリズマブ）、逆にPD－L1に結合する抗PD－L1抗体としてバベンチオ（一般名・アベルマブ）、テセントリク（一般名・アテゾリズマブ）、イミフィンジ（一般名・デュルバルマブ）の3種類が日本で発売されています。これらはそれぞれ適応となるがんの種類が若干異なります（141ページ表）。

また、これら5種類のうち4種類が同じ非小細胞肺がんで適応を取得していますが、それぞれ使えるタイミングが微妙に違います。

4種類のうちイミフィンジが使えるのは2019年9月現在、ステージ3の非小細胞肺がん。ステージ3の非小細胞肺がんは初期ならば、手術でがんや周辺のリンパ節を取り除き、再発の可能性がある場合は手術後に抗がん剤を投与します。

手術ができず患者に一定の体力があるならば、がんの縮小などを狙って抗がん剤投与と放射線治療を同時に行う化学放射線療法、あるいは放射線のみの治療を行います。イミフィンジはこのステージ3で化学放射線療法を行った患者での維持療法、簡単に言えば再発予防として使います。

残る3種類は全てステージ4の非小細胞肺がんに使います。このうちキイトルーダは患者から採取した肺がんの細胞の検査でこの薬が効きそうだとわかった場合に他の薬よりも優先して最初から使います（詳しくは後述）。テセントリクは扁平上皮がん以外の非小細胞肺がんでは最初に抗がん剤との併用で使うこともできます。これに対しオプジーボは、まずは従来の抗がん剤を投与し、それが無効になった時点で初めて使うことができます。

一方、アメリカでオプジーボに先んじて使えるようになった免疫チェックポイント阻害薬にヤーボイ（一般名・イピリムマブ）があり、現在日本でも使えるようになっています。

ヤーボイはオプジーボなどが標的にしているのとは別のＣＴＬＡ－４と呼ばれ

免疫療法（効果が証明されている）の種類
【免疫チェックポイント阻害薬】

種類	使用される薬の種類※1		保険診療として認められているがんの種類※2	方法	現在の状況
①免疫チェックポイント阻害薬	単剤療法			体内の免疫（T細胞など）の活性化を持続する（ブレーキがかかるのを防ぐ）	承認あり。国内の診療ガイドラインに推奨の**記載あり**。 もしくは承認されて間もなく、**記載を検討中**
	PD-1 阻害薬	ニボルマブ （オプジーボ）	悪性黒色腫 非小細胞肺がん 腎細胞がん ホジキンリンパ腫 頭頸部がん 胃がん 悪性胸膜中皮腫		
		ペムブロリズマブ （キイトルーダ）	悪性黒色腫 非小細胞肺がん ホジキンリンパ腫 尿路上皮がん MSI-Hの固形がん※3		
	CTLA-4 阻害薬	イピリムマブ （ヤーボイ）	悪性黒色腫		
	PD-L1 阻害薬	デュルバルマブ （イミフィンジ）	非小細胞肺がん		
		アテゾリズマブ （テセントリク）	非小細胞肺がん 小細胞肺がん		
		アベルマブ （バベンチオ）	メルケル細胞がん		
	併用療法				
	CTLA-4 阻害薬＋ PD-1 阻害薬	イピリムマブ＋ ニボルマブ	悪性黒色腫 腎細胞がん		
	細胞障害性抗がん薬 ＋ PD-1 阻害薬	ペムブロリズマブ	非小細胞肺がん		
	細胞障害性抗がん薬 ＋分子標的薬＋ PD-L1 阻害薬	アテゾリズマブ	非小細胞肺がん		
	細胞障害性抗がん薬 ＋ PD-L1 阻害薬	アテゾリズマブ	小細胞肺がん※4		

※１　個々の薬によって、標準治療として使用されるがんの種類が異なります。
※２　がんの種類ごとに特定の医学的状況によって、公的医療保険が適用されるかどうかが定められています。そのため、体の状態や治療の段階により使用できないことがあります。
※３　遺伝子に入った傷を修復する機能が働きにくい状態の固形がん
※４　2019 年 8 月現在、国で承認されているが、国内の診療ガイドラインに推奨の記載がない薬。承認されたばかりの薬もしくは新しく使用できるがんの種類が承認されたばかりの薬であり、国内の診療ガイドラインへの掲載の検討がなされている。

出典：国立がん研究センター・がん情報サービス「免疫療法 もっと詳しく知りたい方へ」を元に一部改変

るキラーT細胞の表面にあるたんぱく質（免疫チェックポイント分子）の働きを抑える抗ＣＴＬＡ－４抗体です。

そもそも、がん細胞などの異物を攻撃するキラーT細胞が活動を行うためには、やはり免疫の機能を担う細胞の一種である樹状細胞の助けを借りています。樹状細胞は体内の異物の一部を取り込んで、キラーT細胞に「これが異物だ」と教えると同時に、キラーT細胞表面のＣＤ28と呼ばれるたんぱく質と樹状細胞の表面にあるＢ７が結合することでキラーT細胞が活発に活動するよう刺激を与えます。

古来の戦に例えるならば、樹状細胞は敵を見つける物見と攻撃指示を伝達する伝令、そして兵士を鼓舞する陣太鼓の役割を一手に担っています。

ところがキラーT細胞の表面にたくさんのＣＴＬＡ－４が出ていると、樹状細胞のＢ７はＣＤ28より先にこのＣＴＬＡ－４と結合してキラーT細胞が活発化できなくなってしまうのです。前述の戦に例えるなら兵士を鼓舞する陣太鼓が役目を果たさなくなるのです。

ヤーボイはＣＴＬＡ－４に結合することで、樹状細胞からキラーＴ細胞への刺激を正常化し、その結果、キラーＴ細胞によるがんへの攻撃を継続させるという作用があります。

オプジーボが注目を浴びた４つの理由

オプジーボの登場直後、この薬は「夢の新薬」と騒がれました。その理由はいくつかあります。

まず何よりもこれまでの治療薬とは作用の仕方が違い、また専門家の中ではそれまでの臨床試験から半ばあきらめに近かった「免疫を通じたがん治療に道を開いた」という点が目を引いたことがあげられます。

第２には、オプジーボが使えるようになったがんでは、「治療の選択肢が広がった」ということです。例えば非小細胞肺がんでも肺以外の他の臓器にがんが転移して手術を行うことができないステージ4になると、抗がん剤治療しかありませんでした。

しかも、オプジーボの登場以前のステージ4の非小細胞肺がんの治療では、生存期間の延長効果が科学的に証明され、診療ガイドラインにも記載されている薬(併用も含む)は2〜3種類しかありませんでした。

この2〜3種類からその患者の肺がんの特性に応じて医学的に最も効果があると考えられる薬をまず投与し、それが無効になると別の薬に切り替えます。

そしてこの選択肢が尽きると、多くの場合はそこで事実上治療を終了するしかありませんでした。ここに新たにオプジーボが加わることで選択肢が広がり、より長生きできる可能性が出てきました。

第3には、効果がある人の中には「非常に劇的な治療効果を示す場合がある」ことです。

2017年4月の米国がん学会の年次総会では、転移性の非小細胞肺がん患者に対してオプジーボを投与した事例での長期追跡結果が公表されました。この長期追跡結果は、前述した診断から5年が経過した5年生存率を評価したものです。追跡対象となったオプジーボを投与された患者129人での5年生存率は16%となることが明らかになりました。

この数字を聞くと、「その程度？」と思う人が多いかと思います。しかし、オプジーボ登場前の非小細胞肺がんでの5年生存率は一般的に4%程度です。つまり、オプジーボの登場で5年生存率は大きく改善したのです。

また第4として、従来の抗がん剤でよく知られている副作用であるひどい吐き気や食欲不振、口内炎、脱毛などは少なくなっています。

ただ、オプジーボでは、頻度は低いものの生死にかかわる副作用もあります。

オプジーボは夢の新薬か？

では本当にオプジーボは「夢の新薬」なのでしょうか？　私見やこれまで取材した医師などの感想を聞くと、この表現はやや行き過ぎたものと言えます。がんの治療薬の有効性については、その新薬が登場するまで最適だと考えられていた薬と比べ、生存期間をどれだけ延長したかで評価するのが最も科学的な手法です。

ただ、同時にがん治療薬の臨床試験では薬を投与したことで、画像上確認できるがんがどの程度小さくなったかも評価しています。これはがんの大きさが治療前よりも30％以上縮小した患者の割合である「奏《そう》効率」と呼ばれる指標です。

オプジーボの適応として承認されているがんでの単独投与の奏効率をざっとまとめると、悪性黒色腫で約4割、非小細胞肺がんと悪性胸膜中皮腫が約3割、腎細胞がん、頭頸部がんが2割強、胃がんが1割強、古典的ホジキンリンパ腫が8

割弱です。

ホジキンリンパ腫を除くと、現実には投与しても効かない人の方が多いというやや残酷な結果なのです。よく「この程度の人にしか効かないのは薬の効果としてどうなのか？」という意見もあるようですが、繰り返し言っているようにがんは多様性があるため、このぐらいの効果でも意義は少なくないのです。

ちなみにオプジーボの場合、2週間に1回の点滴による静脈への投与となりますが、おおむね3〜4回の投与、つまり投与を始めてから6〜8週間後にがんの縮小の兆しがあるかどうかで効果を判定します。

ごくまれにこの期間中にがんが逆にやや大きくなったように見えたのに、その後急速に縮小を始める偽増悪（シュード・プログレッション）という現象が起きることがあり、この状態が疑われる場合はやや投与期間が延長されることもあります。つまり多くの患者は長くとも2カ月後には効果がないと判定されているのです。

ちなみにオプジーボの発売当初の公的薬価は、1年間投与した場合は約3500万円（実際の患者負担は様々な公的制度を使うことで月数万〜25万円程度）だったこともあり、患者数の多い非小細胞肺がんに適応が拡大された時には国の社会保障費増大への懸念が噴出したことがあります（なお、その後の制度改正などによる度重なる薬価の引き下げで、現在ではオプジーボを1年間投与したとしても年間薬剤費は1000万円強まで低下しました）。

2016年4月4日の財務省財政制度等審議会財政制度分科会では「日本の肺がんは2015年推定13万人、非小細胞肺がんは10万人強、少なく見積もっても5万人が対象となると考え、これらの人が1年間使うとするとその薬剤費総額は年間1兆7500億円にものぼり、1剤で国が亡ぶ」と指摘されました。

しかし、前述のように非小細胞肺がんでオプジーボを投与する人のうち有効な人は約3割ですし、また当初有効だった約3割の人でもその後の効果がなくなる、あるいは副作用などで投与を続けられなくなる人がいるので、実際に1年間投与を継続できる人は3割未満です。その意味でこの試算は大げさすぎると言えます。

オプジーボ治療が効果的か調べる研究

オプジーボなどの免疫チェックポイント阻害薬では、薬価の高さや効く人の割合がそれほど高くない事情が相まって、効果が見込める人をあらかじめ何らかの検査で選別できないかという試みが当初から考えられてきました。

実はそうした検査の一部は既に実用化されています。例えばオプジーボと同じ抗PD－1抗体のキイトルーダを単独で肺がん患者に投与する際には、患者から採取した肺がんの細胞を検査して前述のPD－L1が細胞表面に認められる患者でのみ投与が開始されます。

ただし、実はこのPD－L1検査は必ずしも決定打にはなっていません。確かに患者から採取した細胞からPD－L1が数多く認められるほど、オプジーボやキイトルーダやその他の抗ＰＤ－Ｌ１抗体の３種類の効果が高い傾向が認められています。

しかし、このＰＤ－Ｌ１ががん細胞の表面に認められない患者のごく一部でもこれらの薬が有効なケースがあります。

このため現在、こうした事前の検査で有効な患者を割り出すことができる指標（バイオマーカー）に関する研究が活発に行われています。

オプジーボ治療が可能な施設は限定されている

オプジーボなどの免疫チェックポイント阻害薬ではそれほど重度な副作用は多くないと書きましたが、ごく一部に極めて重篤な副作用が出ることもあります。

そもそも免疫チェックポイント阻害薬は、がんと闘う免疫を半ば強化するような薬であるため、強化された免疫機能が自分の体を異物とみなして攻撃する免疫関連の副作用が出る可能性があります。

この免疫関連の副作用としては1型糖尿病、間質性肺炎、重症筋無力症、大腸炎、ギランバレー症候群など多彩なものが知られています。

これらの中には早期に発見されないと命にかかわるものもあります。しかも、これらの副作用の厄介な点は、いつ誰にどの免疫性の副作用が出やすいかは今のところあまりよくわかっていないということです。

実は細胞障害性抗がん剤や分子標的治療薬での副作用は、おおむね投与開始から数カ月間に出現し、副作用の種類も免疫チェックポイント阻害薬と比べると限られていることもあり、がんの専門医のみでおおむね対処可能でした。

しかし、免疫チェックポイント阻害薬では、例えば投与から2年間副作用らしい副作用が起きていなかったのに突如、前述のような免疫関連の副作用が出現してしまうということがあるのです。

しかも副作用の種類によっては、眼科や耳鼻科、神経内科などの専門医による対処が必要になるなど、これまでのがん専門医の想定を超えるシーンが出現します。いざという時に医療機関では入院で対応できる機能が必要となります。

厚生労働省では革新的な医薬品を最適に使用するために、同省所管の医薬品医療機器総合機構を通じて一部医薬品について「最適使用推進ガイドライン」を策定していますが、免疫チェックポイント阻害薬は全てこのガイドラインの対象となっています。

そこでは、免疫チェックポイント阻害薬を使用できる施設として、①厚生労働大臣が指定するがん診療連携拠点病院、②特定機能病院（いわゆる大学病院）、③都道府県知事が指定するがん診療連携病院、などとしています。基本的に入院設備のない医療機関、いわゆるクリニックでは使えないと思ってほぼ間違いありません。

５大がんにおけるオプジーボ治療の効果

本庶氏がこのオプジーボに関する研究でノーベル医学・生理学賞を受賞した際には、全国各地の医療機関にがん患者から「私もオプジーボを使いたい」という問い合わせが殺到し、一部医療機関ではその対応に苦慮したと言われています。

前述の表のように現在発売されている免疫チェックポイント阻害薬はそれぞれ厚生労働省から認可を受けたがんの種類が決まっていて、どんながんでも使えるわけではありません。

また、こうした使えるがんでも、使えるのは手術が行えないステージ４のがんであることがほとんどです。例えばステージ１の非小細胞肺がんの患者が「私は手術が嫌なのでオプジーボを」と望んでも認められません。

ところで現在日本で患者数の多いがんは、大腸がん、胃がん、肺がん、乳がん、前立腺がんの順で、通称これらが「５大がん」とも称されます。この中で大腸がん、乳がん、前立腺がんの3つはいまだどの免疫チェックポイント阻害薬も承認を取得していませんが、臨床試験は行われています。

その状況や現在明らかになっている効果を簡単に紹介したいと思います。

大腸がんに関しては、既にオプジーボが2017年夏にアメリカで承認を取得しています。ただし、この承認は大腸がんでも、「高頻度マイクロサテライト不安定性（MSI－H）またはDNAミスマッチ修復機構欠損（dMMR）」という特徴のある場合のみです。

MSI－HやdMMRとは簡単に言うと、第1章のがんの発生経過で説明した遺伝子で発生した傷などの修復機能が低下しているというものです。こうした事例は大腸がん患者の約5％が該当すると言われています。オプジーボがこのタイプの大腸がんで承認を取得した際に提出したデータによると、その奏効率は3割弱です。

また、実はアメリカではキイトルーダがオプジーボに先んじて「MSI－HまたはｄＭＭＲを有する固形がん」という適応の承認を取得し、現在は日本でも同じ適応が認められています。

これは大腸がんも含め、ＭＳＩ－ＨまたはｄＭＭＲがあるがんの患者を対象にしていて、１つの指標に基づいて複数臓器のがんで横断的に使える初の承認形態として注目されました。ちなみに大腸がん以外でＭＳＩ－ＨまたはｄＭＭＲが見つかりやすいがんとしては子宮体がん、胃がんなどがあげられます。

この承認取得のために提出された臨床試験データによると、ＭＳＩ－ＨまたはｄＭＭＲを有する大腸がんでのキイトルーダの奏効率は６割弱と極めて高いのですが、同じ臨床試験に参加したＭＳＩ－ＨまたはｄＭＭＲを有しない大腸がんでは奏効率０％という衝撃的な結果も明らかになっています。

つまり、将来的に見ても免疫チェックポイント阻害薬単独で大腸がん全般に使用される可能性は低いと見てよいでしょう。

乳がんは進行度のステージ分類以外にサブタイプ分類というがんの増殖にかか

わる因子の有無で治療方針が大きく異なり、とりわけ薬剤を使用する場合は、サブタイプ別に使われる薬剤が異なります。

サブタイプは乳がんの増殖に関与すると言われる女性ホルモンの受容体であるエストロゲン受容体とプロゲステロン受容体、やはりがん細胞の増殖にかかわるHER2と呼ばれるたんぱく質が過剰にあるかどうかで決められています。

この3つのいずれもが過剰ではない通称「トリプルネガティブ乳がん」は、乳がん全体の約10~15%を占め、若年の女性に多いと言われています。

このタイプは手術が行えても再発頻度が高く、再発時に使用できる抗がん剤の種類も限定的で治療成績はあまりよくありません。このトリプルネガティブ乳がんが、現在免疫チェックポイント阻害薬の新たなターゲットになっています。

既に明らかになっている臨床試験の結果では、再発・転移性のトリプルネガティブ乳がんで抗がん剤治療を受けた後にキイトルーダを投与した際の奏効率は2割弱。同じような対象にテセントリクを投与した場合では、抗がん剤よりも先にテセントリクを使った場合の奏効率が2割強、抗がん剤を使って無効になった後にテセントリクを使った場合の奏効率は1割未満でした。

ちなみにキイトルーダに関しては、その後より厳格な生存期間の評価で標準治療の細胞障害性抗がん剤に比べて延長効果が認められなかったことも明らかになりました。

男性のがんで、男性ホルモンの刺激で増殖する前立腺がんは早期では手術、放射線などの治療が選択されますが、これらを行うことが難しい場合やがんが骨や他の臓器に転移した場合は男性ホルモンの働きを抑える抗ホルモン薬が用いられます。

ただ、抗ホルモン薬が無効となった場合は去勢抵抗性と呼び、抗がん剤などを用いた治療が行われます。5年ほど前は去勢抵抗性前立腺がんでの治療薬はタキソテール（一般名・ドセタキセル）と呼ばれる細胞障害性抗がん剤1種類しかなく、それによる延命期間は約1年に過ぎないものでした。しかし、近年新たな薬剤が増え、これらも使うことで延命期間は約3年まで延びています。

そして骨以外で転移のある去勢抵抗性の前立腺がんで、タキソテールが無効になった患者でのキイトルーダの臨床試験結果の一部が既に公表されていますが、その奏効率は1割未満に過ぎません。

このように大腸がん、乳がん、前立腺がんでの免疫チェックポイント阻害薬単独の効果は限定的です。現在、免疫チェックポイント阻害薬ではこの薬単独ではなく、さらに細胞障害性抗がん剤を併用するという臨床試験も各種がんで行われているため、これらのがんではそうした臨床試験で良好な成績が報告されるかどうかにかかっていると言えます。

いずれにせよ、現状でのオプジーボを始めとする免疫チェックポイント阻害薬の評価は概して言えば、「保険適応となっているがんの種類は限定的で、効果のある患者も一部だが、効果のあった患者の一部では、これまでの薬では考えられないほど効果が持続することがある」というものです。

第6章

広がるがん治療の可能性

内視鏡を使った腹腔鏡手術・胸腔鏡手術

日進月歩のがん治療では新たな技術・治療法が次々に登場しています。そうした中にはこれまで打つ手がない状態だったがんに行われる治療法もあります。その一端をここで紹介したいと思います。

第4章で説明したように、近年、外科治療ではお腹や胸を大きくメスで開く開腹手術・開胸手術以外に、腹部や胸部に複数の小さな穴を開け、そこから内視鏡と呼ばれるカメラなどを先端に付けた棒状の手術器具を入れて、モニターに映る映像を見ながら行う腹腔鏡手術・胸腔鏡手術が急速に広まっています。

腹腔鏡・胸腔鏡手術の最大の利点は、開腹・開胸手術と違って傷口が大きくならず術後の回復が早いことです。一方で、モニターに映される体内の映像は二次元で、開腹・開胸のような生の三次元での視覚ではないため、ある程度慣れるまでは視覚と手術器具の操作がうまく連動しないという欠点があります。

また、長い棒状の手術器具を使用するため、操作に熟達するまでにはそれなりの訓練が必要になります。

より精密な治療を可能にするロボット手術

これを改善したと言われるのがアメリカのインテュイティブサージカル社が開発した腹腔鏡手術支援ロボット「ダヴィンチ」を利用した「ロボット手術」です。ロボット手術で使用されるダヴィンチは、それぞれ離れた位置に設置されたペイシェントカート、ビジョンカート、サージョンコンソールの3つの機器で構成されます。

ペイシェントカートは、その上部に腹腔鏡のカメラや手術器具を先端に搭載した3本の金属製アーム（腕）が付いています。腹腔鏡手術と同じように手術台に横になった患者のお腹に穴を開け、3本のアームが患者のお腹の中に挿入されます。

ビジョンカートでは腹腔鏡で映し出した映像を最適に処理し、それがサージョンコンソールに三次元化して送られます。

執刀医は患者がいるペイシェントカートから離れたサージョンコンソールに座り、その前のモニターにはビジョンカートで最適化された三次元映像が映し出されます。この映像は最大15倍まで拡大可能です。つまり1㎜の部位を1・5㎝まで拡大して観察できます。

この映像を確認しながら、手元のレバー（マスターコントローラー）や足元にあるペダル（フットスイッチパネル）を操作し、それに応じてペイシェントカートにある3本の腕が遠隔で動いて手術を行います。しかもダヴィンチでは手術器具を取り付けた先端に関節が付き、上下左右・回転などの動きが可能なうえに、医師の手ブレを防止する機能が搭載されています。つまり、このロボット手術は腹腔鏡・胸腔鏡手術の一種となります。

ロボット手術は今まで不可能だった手術が可能になるわけではなく、拡大三次元映像や手術器具の可動性向上によって、従来の腹腔鏡・胸腔鏡手術がより精密に行え、合併症の発生頻度低下など、手術の安全性が向上するというものです。

実際、２０１４年から２年間にわたりステージ１、２の胃がんを対象にこのロボット手術を全国15施設３２６例で行った臨床試験では、手術に伴って発生した入院が必要な重大な合併症頻度は２・４５％でした。このロボット手術に参加した15施設のうち、３施設で２００９〜２０１２年に行われたステージ１、２の胃がんに対する腹腔鏡手術約８００例での同様の合併症頻度が６・４％であり、合併症頻度が減少したことがわかっています。

以前から進行がんの場合、手術後に抗がん剤治療などを併用する集学的治療が必要ですが、手術で合併症が起きると、その後の抗がん剤治療などに支障をきたすことがあると考えられています。

ダヴィンチは厚生労働省が２００９年４月に医療機器として承認しましたが、

これを利用した手術は2012年に前立腺がん、2016年に腎がんで医療保険が適用となり、2018年4月からは胃がん、食道がん、直腸がん、肺がん、縦隔腫瘍、膀胱がん、子宮体がんでも医療保険の適用となりました。

近赤外線と薬でがん細胞を破壊する光免疫療法

口の中に発生する口腔がん、舌がん、鼻周辺に発生する鼻腔・副鼻腔がん、喉の周辺に発生する上咽《いん》頭がん、中咽頭がん、下咽頭がん、喉《こう》頭がんを総称して頭頸部がんと呼びますが、その一部で新たに注目され始めているのが、現在臨床試験が行われている光免疫療法です。

頭頸部がんはその進行度によりステージ1、2、3、4A、4B、4Cの6段階に分類され、ステージ4Bまでは根治をめざした治療が行われます。治療は手術によるがんの切除が基本で、ステージ3以降は再発の予防も念頭に抗がん剤治療と放射線治療を併用します。他臓器への転移が認められるステージ４Cは、根治ではなく延命を目的にした抗がん剤治療が行われます。

もっとも、頭頸部がんでの抗がん剤治療は薬剤の選択肢が他のがんに比べると少なく、進行した頭頸部がんの５年生存率は３割未満という予後の悪いがんです。

光免疫療法は、これまで頭頸部がんや大腸がんの一部で使用され、がん細胞の増殖を促進させる上皮成長因子受容体（ＥＧＦＲ）というたんぱく質の働きを選択的に抑えるアービタックス（一般名・セツキシマブ）という抗体医薬品に、ＩＲ７００と呼ばれる光吸収体を付加したものを点滴で静脈注射します。こうすると、投与からおおむね24時間後には光吸収体が付いたセツキシマブががん細胞に到達します。

この段階でがんがある部位に近赤外線を照射すると、光吸収体が近赤外線を吸収した際に発生する熱でがん細胞が死滅するという仕組みです。

近赤外線の照射法はがん細胞にめがけて刺し込んだファイバーを通じて照射し

ます。具体的には患者に麻酔をし、超音波診断装置でがん細胞の位置を確認しながら、そこをめがけて皮膚の表面から1㎝ほどの間隔を置きながらファイバーを複数刺し込みます。これはがん細胞を確実に死滅させるためには、あらゆる角度からがん細胞に近赤外線を照射する必要があるためです。そのうえで近赤外線は1ファイバー当たり4～5分間照射します。

多くの場合、麻酔をしてファイバーを刺すという準備が必要なため、この治療は全て手術室で実施します。また、1カ所のがんにめがけて複数のファイバーを刺し込んで、可能な限りあらゆる角度からがん細胞に近赤外線を照射するため、1回の治療で2～3時間かかります。

ちなみに、ファイバーを使わず皮膚表面から照射するという方法もないわけではありませんが、近赤外線を皮膚の外側から照射しても表面から1㎝ほどのところまでしか到達できないので、そのような形で治療を行えるケースはまれと言われています。

また、手術室で行うのは他にも理由があります。これまで明らかになっている範囲では、この治療は効果が早く、照射終了直後には照射部分の皮膚が変色するほど瞬時にがん細胞の死滅が始まります。反面、がん細胞が動脈などの重要な血管のそばにあった場合はがん細胞とともに血管が破壊され、生命にかかわる出血などが起こる危険性があり、不測の事態に備える必要があるからです。

このことは裏を返せば、体の奥深くにあるようながんの場合は、近赤外線の照射のためのファイバー刺し込みが難しく、さらに重要な血管の損傷など万が一の事態が起きた時の対処も難しいため、今のところは使いにくい治療とも言えます。

また、この治療は大きな副作用はないとされていますが、治療後に患者が近赤外線を照射した部位の痛みを訴えるケースがあり、場合によっては通常の消炎鎮痛薬が無効で麻薬系の鎮痛薬を使用することもあります。

一方、最近ではがん治療費の高額化が問題になっていますが、この治療では近赤外線照射に使う機器も小さく、それほど高額な治療費にはならないだろうと予想されています。

強化した免疫細胞でがんを攻撃するCAR―T細胞療法

2019年5月、日本で最高額となるがん治療薬が承認されました。それがスイスの製薬大手・ノバルティスが開発した「キムリア」です。キムリアの公的薬価は、執筆時点で投与1回当たり3349万3407円という、一般の人からすれば目が飛び出るような価格です。

この治療薬が使えるのは、「CD19陽性B細胞性急性リンパ芽球性白血病（B―ALL）」と「CD19陽性びまん性大細胞型B細胞リンパ腫（DLBCL）」という2種類の血液がんです。2つとも血液がんの中でも珍しいタイプで、日本国内の患者数はB―ALLが約5000人、DLBCLは約2万1000人と言われています。

キムリアは、一般に私たちが想像する人工的に合成した化学物質による錠剤や人工的な抗体医薬品を注射するような薬とは異なります。患者から免疫細胞を取り出し、遺伝子工学の技術で改変した「キメラ抗原受容体T細胞（CAR―T細胞）」というものを再度患者に点滴で投与することでがん細胞と闘わせる新しいアプローチです。

そもそもT細胞は血液中に存在する人の免疫を担う免疫細胞の一種で、その働きによっていくつかの種類に分類されますが、その中の1つの「細胞傷害性T細胞（キラーT細胞）」は、ウイルスや細菌が感染した細胞やがん細胞などの異物を攻撃する役割を担います。

このキラーT細胞は、実際にはそれぞれが攻撃を担当する異物が決まっていて、がん細胞のみを攻撃するキラーT細胞もありますが、その数は異常なまでに増殖が早いがん細胞の数に対抗するには明らかに少ないと言われています。加えて、がん細胞は増殖するとともに、キラーT細胞が機能しなくなる仕組みを徐々に身に付けていくため、最終的に人はがん細胞に負けてしまいます。

キムリアはこのキラーT細胞の欠点を補完するもので、患者の血液からキラーT細胞を抽出した後、これをノバルティスの工場に輸送し、主に2つのたんぱく質の遺伝子を加えます。1つは、血液がんの細胞の表面に多く出現するたんぱく質「CD19」にくっつくたんぱく質。もう1つは、キラーT細胞を活性化するたんぱく質です。

この2つのたんぱく質の遺伝子が結合した「キメラ抗原受容体」の遺伝子を、無毒化したウイルス（ウイルスベクター）を運び屋として使ってキラーT細胞の中に送り込みます。こうすることで、がん細胞の表面にあるCD19を捉える物質（受容体）が表面にできたキラーT細胞、すなわちCAR－T細胞ができあがります。これを培養して数を増やし、凍結保存したものが患者が待つ医療機関に届けられ、静脈注射で投与されます。

体内に入ったCAR－T細胞は、CD19を捉える受容体がレーダーの役割を果たしてがん細胞を見つけて結合。ＣＡＲ－Ｔ細胞は特殊なたんぱく質などを分泌して、がん細胞を殺傷します。

この仕組みは、弾道ミサイルを迎撃することで有名なパトリオットミサイルの仕組みに似ています。パトリオットミサイルは、敵のミサイルの動きを地上から送られる無線でキャッチしながら追尾し、至近距離に接近すると自爆し、そこで発生する破片が敵のミサイルを撃墜します。キムリアはいわば、がん治療界のパトリオットミサイルみたいなものです。

この治療は1回の投与で終わります。ただ、患者の生きた免疫細胞を安定的な状態で海外にあるノバルティスの工場に空輸して、高度な技術で個々人の患者の個人差も考慮しながらＣＡＲ－Ｔ細胞にして工場で培養し、完成品を凍結乾燥して再び日本に空輸しなければなりません。1回当たりの薬価がとてつもなく高いのはこうした理由からです。

ちなみにこれまでＢ－ＡＬＬは複数の抗がん剤を組み合わせて大量に投与する

化学療法、ＤＬＢＣＬは同じような化学療法に放射線治療を加えることが行われてきました。

こうした治療で治癒するケースも少なくありませんが、Ｂ－ＡＬＬでは約２割、ＤＬＢＣＬでは約３割の患者が再発したり、治療が困難になったりします。

治療の効果がなかったり、再発した場合は、骨髄移植（造血幹細胞移植）や抗がん剤による化学療法が行われますが、骨髄移植は合併症により２～３割の患者が命を落とすハードな治療で、それも無効になると生存期間は１年未満とされています。今回、キムリアの投与対象になるのは、このような治療の手段がなくなった患者です。

このような患者にキムリアを使用すると、Ｂ－ＡＬＬでは８割、ＤＬＢＣＬでは５割強の患者でがん細胞が消失します。またＢ－ＡＬＬ、ＤＬＢＣＬともに、キムリアが効果を発揮する患者は、生存期間が少なくとも１年以上に達することが現時点でわかっています。臨床試験でキムリアの投与が有効だった患者は現在でも追跡調査が行われ、その効果による生存期間はさらに延びる可能性が高まっています。

もっとも、この治療では副作用もあります。注射したCAR－T細胞から「サイトカイン」と呼ばれる種々のたんぱく質が放出されることで起こる過剰な免疫反応が、投与された患者の半数以上で起きます。症状は、軽度から中等度の発熱や筋肉痛などですが、一部の患者では重度の低血圧、頻脈《ひんみゃく》（脈が速くなる状態）、呼吸困難などが起こり、死亡することもあるのです。

この副作用を抑える薬はありますが、治療の現場で対応が後手に回れば、重大な結果を招く可能性は否定できません。このように副作用に気を配る必要がある極めて高度な治療のため、すぐにどこの医療機関でも行えるわけではありません。

現在、CAR－T細胞療法は、ノバルティス以外の国内外の製薬会社も研究開発を行っていますが、臨床試験が行われているのはいずれも希少な血液がんで、対象になる患者は多くはありません。

より患者の多い肺がん、乳がんなどの固形がんの治療にも広がることが期待されていますが、まだ実現の見通しが立っていないのが現状です。その理由の1つは、固形がんでは、キムリアで標的にするCD19に相当するような、がんに固有のたんぱく質が見つかっていないからです。

また、もう1つの理由として第1章で説明した腫瘍新生血管の存在があげられます。各臓器にできたがん細胞は、血管から血液をがん細胞に引き込むための腫瘍新生血管を作り出しますが、CAR—T細胞は腫瘍新生血管を物理的に通過しにくいことがわかっているためです。このため固形がんの治療に応用するには、CAR—T細胞のさらなる改良が必要だと見られています。

第7章

認可を受けていないがん治療の問題点

がん免疫細胞療法とは

これまで、がんの基本的な治療や最近行えるようになった治療、これから登場してくる可能性が高い治療を紹介しました。これらは現在の公的な医療保険制度でカバーできるものです。

しかし、インターネットで検索すると、がんに有効とされる様々な治療が登場してきます。そうした治療法の一部について実際どうなのかをここで紹介します。

まず、インターネットの検索でよく出てくるのが、「がん免疫細胞療法」と呼ばれるものです。この免疫細胞療法は免疫にかかわる樹状細胞、ナチュラルキラー細胞、キラーT細胞などを利用するとしています。

樹状細胞は免疫の司令塔の役割を果たし、免疫が攻撃する対象となるものの一部を取り込んで、ナチュラルキラー細胞やキラーT細胞にどの対象を攻撃すべきかの指令を出します。

これら免疫細胞療法では、あらかじめ患者の血液を取り出し、そこから分離した樹状細胞に攻撃するがんの目印となるもの（抗原）を覚えこませて静脈から点滴注射で戻す方法、やはり患者の血液から分離したがんを攻撃するナチュラルキラー細胞やキラーT細胞を活性化するとともに培養して数を増やしそれを静脈から点滴注射で戻す方法などがあります。

一見すると、理論上は有効そうに思えます。これらの方法は第6章で説明したCAR−T細胞療法とやや似ています。しかし、その際に説明したように人の免疫細胞ががん細胞を認識し、それを選んで攻撃するのは容易ではありません。

また、最近では第1章で説明したがん抑制遺伝子の一部を、やはり培養して患者に点滴注射する方法もあるようです。

しかし、これまた第1章で説明したように、既に多段階の遺伝子変異が体内で積み重なってがん細胞が発生している状況から考えれば、理論的に一部のがん抑制遺伝子を数多く注射したからといって、体内で起こった遺伝子変異を元に戻したり、補完したりできるわけではありません。

そもそもが体外で単純に培養した細胞などは、体内に注射しても長時間は生存しないことがわかっています。ＣＡＲ－Ｔ細胞はそのことを考慮して、わざわざ免疫細胞を活性化するための遺伝子を高度な技術を使って付加するほどなのです。

がん専門医団体が推奨しない治療

そして実際、現在までにこれら一部の医療機関が行っている治療法は、これまで説明した科学的に厳格な臨床試験による有効性が証明されたデータを基に厚生労働省の承認を受けたことはありません。

このためインターネット上で見つかるこうした治療法は、医療保険を適用しない、医師の裁量による「自由診療」として行われています。

自由診療では医療機関側が自由に価格を決めることができます。これらの免疫細胞療法の場合はおおむね1回の治療当たり数十万円かかり、それを複数回行うため、患者は数百万円の出費を迫られます。

こうした高い治療費を負担させることについて「承認申請のための臨床試験中であるため」とか「国の社会保障費が増大しているため、こうした治療は承認されないから」などと患者に説明されることもあるようです。しかし、企業による正式な製造承認に向けた臨床試験や、大学や医療機関が独自に行う臨床試験の場合は、その費用は実施側が負担することが原則です。

また、国の社会保障費が増大していても、科学的に厳格な臨床試験で効果が認められれば、高額な薬価になろうとも厚生労働省がその薬剤を承認するのはオプジーボを始めとする免疫チェックポイント阻害薬の事例からも明らかです。

こうした治療法については、がん専門医が集まる日本臨床腫瘍学会が２０１９年5月30日付で一般向けに「がん免疫療法に関する注意喚起について」(http://www.jsmo.or.jp/file/dl/newsj/2390.pdf) という文書を出し、こうした治療を受けないよう注意喚起をしています。

標準治療に分類されない様々な治療法

また、がんに対しては健康食品や特殊な効果を謳った水など様々な商品、いわゆる標準治療には分類されていない様々な治療が存在します。一般にこうした治療法は「補完代替療法」と総称されます。そして少なからぬ患者がこうした治療などを行っていることが過去の調査で判明しています。

２００１年に厚生労働省がん研究助成金による研究班が、がん患者での補完代替療法に関する全国規模の実態調査を初めて実施しています。

この調査では全国にあるがんセンターやホスピスなど56施設に入院または通院する３４６１人のがん患者が回答し、集計可能な３１００人のうち１種類以上の補完代替療法を利用している患者は44・６％いました。

利用している補完代替療法は、キノコやハーブなどの健康食品・サプリメントが最も多く96％、次いで気功4％、灸と鍼が各4％などとなっていました。補完代替療法に要している費用は月平均5万7000円。服用している患者さんの67％ががんの進行抑制、45％ががんの治癒、27％が症状の軽減を期待していると回答したそうです。

がんになると、多くの人はそれまであまり気にしていなかった自分の体のことが気になり始めるため、健康食品を購入し始めることはそれほど驚く事実ではないでしょう。

ただ、毎月の平均支払い金額が5万円超となるのはさすがに驚く人が多いのではないでしょうか。基本生活費以外に毎月5万円以上を使える余裕のある人は決して多いとは言えません。

推察するに「命に代えられるものはない」と考え、他のことに使うお金を切り詰めながらこうした費用を捻出しているケースも少なからず存在すると考えられます。こうしたものがお金に見合うだけの効果があるのかという疑問は当然湧いてくるはずです。

実は前述した緩和医療の専門家が集まる日本緩和医療学会がこうした補完代替療法に関する医学的論文を検索して、その内容を吟味した結果を「がんの補完代替療法クリニカル・エビデンス（２０１６年版）」として公表しています。

この中では「健康食品」、「マッサージ」、「アロマテラピー・マッサージ」、「運動療法」、「ホメオパシー」、「アニマルセラピー」、「リラクゼーション」、「音楽療法」、「鍼灸治療」、「ヨガ」について、いわゆる医学的なエビデンスでは最も信頼度が高いとされる、ランダム化比較試験（ＲＣＴ）のような質の高い研究のデータから偏りを限りなく除いて分析した「システマティックレビュー」の有無やそれらに次ぐエビデンスとその内容を検討しています。

その結果から、これらが「がんに伴う身体症状を軽減するか？」、「がんに伴う精神症状を軽減するか？」、「全般的なＱＯＬ（生活の質）を改善するか？」、「何らかの望ましくない有害事象を引き起こすか？」、「検査・治療などに伴う有害事象を軽減するか？」、「予後を改善するか？」という各命題について現時点での評価を示しています。最後の「予後」とは、要はがんが縮小したり、消失したりした結果として長生きできているかというものです。

補完代替療法の効果は？

まず、がんにかかった人の多くが気になるであろう「予後を改善するか？」についてて見てみます。

「がんの補完代替療法クリニカル・エビデンス（２０１６年版）」での検討で予後を改善するかもしれないと指摘されたのは、乳がん患者でのビタミンＣサプリメントと、乳がんと大腸がん患者での運動療法ですが、実はこの指摘は注意が必要です。

まず、そのような結果が示されたシステマティックレビューの研究論文は各1本のみです。以前から世界中でがんに関する研究が盛んに行われているのにもかかわらずです。しかも運動療法のシステマティックレビューに至っては、対象となったのはがんをある程度克服したがんサバイバーです。

第3章でガイドラインの成り立ちの際にも触れましたが、現在の医学的評価では最終的に統計学の手法で分析し、その治療がその他の治療と比べて明らかに有効であると数値的な差をもって証明されることが必要です。

この2件ともこうした統計学的な手法による分析で明確な差までは証明できないものの、若干差があるというレベルなのです。つまりそれでがんが消失して長生きできるなどとは断言はできません。それどころかたぶん、がんの治療にかかわっている国内外の医師もこの結果には相当疑問符をつけるはずです。

また、「がんの補完代替療法クリニカル・エビデンス（2016年版）」では、例えばがんに伴う症状に関して、痛みではマッサージ、運動療法（ただし乳がんや頭頸部がん患者の治療に関連した肩の痛み)、アロマテラピー・マッサージ、リラクゼーション、鍼治療、音楽療法、ヨガ(乳がん)、倦怠感でマッサージ、運動療法、睡眠障害では運動療法とヨガなどがやはり効果があるかもしれないという程度で記述されています。

しかし、これらも研究が小規模だったり、研究の設定が科学的見地からは不十分だったり、あるいは改善しないという逆の報告もあるなどの事情から、「かもしれない」というレベルです。

しかも、全体的に眺めてみると、どのような症状に対してどのような治療に改善の可能性があるかは体系的とは言えず、かなりバラバラです。いわば「なぜその治療法が効くのか」という理論を推定するのが難しいものも少なくありません。

健康食品が服用中の医薬品の副作用を強めることもある

一方、「何らかの望ましくない有害事象を引き起こすか？」はどうでしょう。「がんの補完代替療法クリニカル・エビデンス（2016年版）」によると、健康食品に関するシステマティックレビューでは、治療のため使用している医薬品との相互作用、つまり医薬品と食品のそれぞれの作用が相まって体に不調をきたす危険性が、健康食品を使用しているがん患者の1割以上にあると判断されています。

そうした危険性がある健康食品としてはニンニク、緑茶、ヤドリギ、中国ハーブ、鉄、セント・ジョーンズ・ワート（セイヨウオトギリソウ）、ショウガ、朝鮮人参などがあげられています。

また、これ以外にはアロマテラピー・マッサージでの皮膚炎・湿疹、運動療法での痛みの悪化や急激な血圧低下、リンパ浮腫、音楽療法での倦怠感悪化、鍼治療での痛み、出血、失神、ヨガでの筋肉けいれんなどが指摘されています。もっともこれらはいずれも軽微なものということです。

ざっとまとめるといずれも効果があいまいで、ただ副作用などの目立った害は少ないというものです。やや乱暴な言い方をすれば「毒にも薬にもならない」ということになります。

ただし、健康食品のように使用している医薬品との相互作用が懸念されるものもあることを考えると、特に体の中に入れるものならば使用前にあらかじめ主治医に相談するのが望ましいと考えられます。

このように書くと、「効果があいまいなものを使うと言ったら医師に怒られるのではないか？」と不安になる方もいるかもしれません。もちろん個人差はありますが、がんの専門医は実はこうした相談にはかなり慣れています。そして有害性が予測されそうなものではなく、なおかつ安価なものならば、患者さんが使用することをあえて止めないという医師も少なくありません。

一方、こうした補完代替療法で体への直接的な有害性はなくとも、月数万円も払うとなれば、それは人によって経済的に有害といえる場合もあります。

先ほど紹介した調査のように、こうした補完代替療法をしている患者はその多くががんの進行の抑制や治癒を望んでいるわけですが、少なくともその点で効果があるとされているものは現時点ではないのが実情です。その意味では、生活上必要なものを切り詰めてまで、こうした治療にお金を回すのは得策ではない可能性が高いのです。

また、前述の補完代替療法の実態調査では、こうした治療を利用したきっかけが家族や親しい友人の推奨と回答した人が77・7%で、自分で選択したという人は23・3%しかいません。

身近な人ががんになった時に「これががんに効くらしいよ」とこの種の健康食品などを持っていった経験がある人もいると思います。しかし、前述のような過去の研究からすれば、現時点ではよくても気休め程度です。家族、友人ががんになったら、何とかしてあげたいと思う人は少なくないでしょう。しかしだからといって、ネットで検索した生兵法的な情報で安易な治療法のアドバイスをしないことが重要です。

がんになった人の中には、治療で食欲などが落ちている最中に家族や親しい人が持ってきた健康食品を効かないとわかりながら、我慢して口にしている人もいることはよく耳にします。持ってきた人の善意を無にできないと思うからです。実は善意が患者を苦しめていることもあるのです。

身近な人ががんにかかり、何とかしてあげたいと思った時ほど、そうしたことを考えてみる必要があります。

第8章

氾濫するがん情報の読み方とは？

情報が簡単に手に入るようになった一方……

自分や家族ががんと診断されたらほとんどの人が動揺します。がんの治療が進歩したとはいえ、まだこの病気によって命を落とす人もいるわけですから当然でしょう。

まず、自身や家族ががんと診断された場合に多くの人が気になることは自分がどのような状態にあるのか、治療にはどのようなものがあるのか、治療の結果として治癒が見込めるか、治癒が見込めないとすればどの程度生きられるか、などだと思います。

かつてはこうした情報を得ようにも、目の前にいる主治医に頼るしかありませんでした。しかし、主治医が口下手だったり、相性が悪くて思うように聞きたいことが聞けない空気があるなどの場合は、わけがわからないまま主治医任せになっていたこともあろうかと思います。

次善の手段としてはがんに関係する書籍を購入して自力で読破することですが、そもそも数多くあるがんに関する一般向け書籍の中で、どれが自分に合っているかを選び出すこともかなり労力がいることでした。

ところが現在は、医療に詳しくない人でもインターネットで様々な情報を入手できるようになりました。かつては主治医↓患者の一方通行のみでしか手に入らなかった各種情報が膨大に入手できるのです。反面、インターネット上で入手できる情報は玉石混交なのが実態です。2016年末に東証一部上場の「DeNA」が運営していた医療情報サイト「WELQ」が不正確・不適切な医療情報を発信していたことが判明し、サイト閉鎖に追い込まれたことを記憶している人もいるかと思います。

そして現在進行形で運営されている各種サイトの中にも適切とは言えない医療情報が含まれていることは少なくありません。中でもがんはとりわけ適切とは言えない情報が多く発信されている分野の1つです。なぜでしょう?

そもそもがんに限らず、病気にかかれば、ほぼ全ての人が原因から根こそぎ消し去りたいと願うはずです。しかも、がんでは場合によって死に至る可能性があります。余計のこと、がんにかかった人は治したいと願うはずです。

しかし、第1章で説明したようにがんのメカニズムは全容が解明されたわけではなく、進行するといわゆる治すことは難しい現実があります。逆に言えば、全容が解明されていないがゆえに、それを治したいという知識のない人に一見納得しやすそうな話を信じ込ませることは比較的容易です。

結果としてがんで死に至るかもしれない状況を回避しようと、限られた知識の範囲内で必死に考えている患者や家族は、がんを口実にビジネスにしようと考えている人にとっては格好のカモにされてしまうのです。

やや嫌な言い方になってしまいますが、最終的にそう長い時間を経ずに患者本人が亡くなってしまえば、がん患者を食い物にするビジネスをしている面々にとって「死人に口なし」で好都合です。だからこそがんと診断された人やその家族は、そうした悲劇的な結果にならないように情報武装する必要があります。

どうすれば正しい情報を入手できるのか

では、がんについての情報を収集する際にどこにコンタクトすればいいのでしょうか？　まず、正確な情報を入手するためには国公立私立医学部・医科大学の附属病院のホームページに掲載されている患者向けのがん情報にアクセスすることが最も適切です。ただ、これらホームページの記載情報は、その量や記述内容のわかりやすさなどがページごとに差があります。

そのような状況であることを考慮したうえで、万人にお勧めできるのは、国立がん研究センターが開設している「がん情報サービス」(https://ganjoho.jp/public/index.html) のページです。このページでは固形がんと呼ばれる各臓器に発生するがん、各種血液がん、肉腫などの個別のがんごとに、基礎知識、診断確定に必要な検査の種類やその詳細、現在の標準的な治療方法、療養に当たっての注意点などが網羅されています。また、これら各種がんごとの解説は、患者向け冊子のPDFファイルも公開されていて無料でダウンロードもできます。

そのほかにもがん患者が使える公的な制度、がん治療中の食生活の注意点などの情報も掲載されています。国内医療機関・研究機関などのホームページでこれほど情報量が充実しているサイトは他にないと言っても過言ではありません。インターネットで情報を集めようとする場合は真っ先にアクセスしてほしいと思うページです。

なお、自分がかかっているがんに関する治療について「がん情報サービス」のページ以上に詳しい情報が知りたい場合には、第3章で前述したように関係学会が作成した診療ガイドラインを読むという手もあります。

こうしたガイドラインは前述したように公益財団法人日本医療機能評価機構が運営するＭｉｎｄｓガイドラインライブラリ（https://minds.jcqhc.or.jp/）で公

開されているものもありますし、各学会のホームページのみで公開、あるいはインターネット上では公開せずに書籍として出版されているものもあります。

いずれにせよ、まずはＭｉｎｄｓガイドラインライブラリで自分がかかっているがんの名前で検索し、そこで見つからなかった場合はインターネットの検索エンジンで「(自分がかかっているがんの名前)」スペース「ガイドライン」のＡＮＤ検索をすれば、ガイドラインの有無や、電子版、書籍のいずれで入手可能かはそれほど手間がかからずにわかるでしょう。

ガイドラインはあくまで医療従事者向けの内容ですが、日本乳癌学会などのように患者向けにガイドラインを解説しているケースもあります。そうでない場合は医師向けのガイドラインを読むことになりますが、初めて読むと難解ではあるものの、インターネットがある現代では、わからない用語も検索してみれば該当する解説が見つかることがほとんどです。また、ガイドラインでは同じ専門用語が何度も繰り返し出てくるので、最初は面倒でも一度調べて理解してしまえば後半になるほど難解さは薄れてきます。より突っ込んだ知識を得たい場合にはこうした手段もあります。

一方、中にはこうした検索で自分のがんに関するガイドラインが見つからないという人もいるかもしれません。そのがんの患者数が少ないなどの場合はそうしたことがあります。ただ、その場合でも厚生労働省の研究班などで現時点での標準的な治療方針を「手引き」などの表記でまとめていることがあります。この場合は「(自分がかかっているがん)」スペース「手引き」などでAND検索してみましょう。

なお、ガイドラインについて検索する時は、特に「肺がん」、「乳がん」などの上皮細胞から発生する固形がんは医学用語では「癌」と表記するので、検索の際は「肺癌」、「乳癌」のように「がん」は「癌」に置き換えた方がより適切な検索結果が表示される傾向があります。

余命情報と言われるものの正体

ところでこの「がん情報サービス」のページでは、すぐに行き着きにくい情報があります。それは特に進行したがんの患者が最も知りたい「あとどれくらい生きられるか？」という余命の情報です。

そもそもがんにかかった個々人が、あとどれくらい生きられるかを正確に予測することは、専門医でも困難です。時々、がんにかかった芸能人に関するニュースなどで「余命○カ月（年）と宣告……」などの記述を見かけることがあります。これは主治医が病状などから余命を予測したと思われているようですが、そうした数字を見ると、多くの場合はそのような意味合いのものではありません。

一般にこうした数字は、もはや治癒が見込めないステージ4などのがんが見つかった患者で、このまま治療をしないで放置すると、どの程度生きられるかという過去の研究報告などのデータであることがほとんどです。つまり「無治療のままだったら余命は〇カ月」と言われたことの後半部分のみを切り取ったものです。

医師が患者に伝える余命に近い情報としては、既に説明した5年生存率があげられます。実はこのデータに関しては、「がん情報サービス」にも掲載されています。

以前説明したように5年生存率とは、あるがんと診断されてから5年後に生存している人の割合で、死亡した人の中にはがん以外が原因で死亡した人も含まれています。

また、5年生存率には、より厳格な5年相対生存率というものもあります。これはある時期にある種のがんと診断された集団が同じ性別、年齢分布などを持つがんになっていない集団と比べ、5年後にどれだけ生存しているかという指標です。100％に近いほど治癒が見込みやすいがん、0％に近いほど治癒が困難ながんとなります。

例えば、「がん情報サービス」で男性の肺がんの5年相対生存率を見ると27％

と表記されています。これは進行度のステージ分類に関係なく肺がんと診断された人での数字です。この数字からは10人中7〜8人は5年後までに亡くなっていると解釈できます。

インターネット経由の情報収集で気を付けるべきこと

ここでインターネットでの情報収集の際に気を付けなければならないことがあります。

乳がんにかかった人なら「乳がん」あるいは「乳癌」というキーワードで検索するでしょう。例えば検索エンジンでこのキーワードで検索すると、その下にヒットしたホームページがずらずらと表示されます。ただ、この際に最上位に「広告」という文字が付記されたサイトがいくつか表示されるはずです。まず、こうしたページは飛ばして、広告と表示されていないページから見始めることです。

現在、グーグル、ヤフー、楽天などのインターネット検索で「乳がん」と入れると、こうした「広告」付記のページ（楽天の場合は「広告」という表示とともに、ページの紹介の下に「ウェブサイトにアクセス」という誘導矢印が付記されている）がまず出てきて、その下に前述の国立がん研究センターの「がん情報サービス」の乳がんのページが出てきます。

この乳がんの検索例で言えば、こうした「広告」などの次に表示されている「がん情報サービス」のページから読み始めることです。「広告」に表示されるページは特定のクリニックの宣伝であることが多く、多くの場合、標準治療からは外れる治療法を行っていたりするからです。

また、こうした検索の際に例えば「乳がん」のキーワードの後にスペースを入れて、他のキーワードを入れることで2つのキーワードがともに含まれる「AND検索」をすることができるのは、ほとんどの皆さんがご承知かと思います。「乳がん」の後にスペースを入れて「検査」と入力すれば、乳がんを診断する際の検査に関する情報のページが表示されるという具合です。この「AND検索」の際に使用するのを避けた方がいいキーワードがあります。それはズバリ「治る」、「治癒」です。

こうしたキーワードを入れたい人の気持ちはわかります。ただ、既に説明したように例えば他臓器への転移が始まっている進行度でステージ4に分類されるがんの場合、一般の人が考える「治る＝がんが消失する」が実現するのは現在の医学の最先端の治療を駆使しても極めてまれ、極端に言えば、ないと言っても過言ではありません。

そうした現実なのに例えば「乳がん（スペース）治る」で検索すると、科学的には効果が実証されていない治療やがん患者を対象としたビジネス色の強いページが表示される確率がぐんと高まります。真剣にがん治療に取り組もうとする人やそれを支えようとする人にとって、このような情報に接することが果たして有益といえるでしょうか？　答えは明らかなように思います。

セカンドオピニオン外来を受ける際の注意点

がん診療ではよく「セカンドオピニオン」という言葉を耳にします。端的に言うと、主治医以外の見解を聞くことです。

がんの治療は他の病気よりそれなりに過酷になることは避けられません。その意味では、何よりも患者本人が医師の説明に納得したうえで医療従事者と協調して治療を受けることが治療の成否を決めると言っても過言ではありません。

しかし、「主治医の説明にほぼ納得はしているが、念のため別の医師の意見も聞きたい」、「主治医の示すもの以外の治療法はないか」、「複数の治療方針を示されて選択するように言われたがよくわからない」、「主治医の説明がそもそもわからない」、「主治医の話に納得がいかない」など様々な理由で主治医以外の話を聞きたいという人は少なくありません。こうした際に別の医療機関の医師の意見を求めるセカンドオピニオンは、がん治療では徐々に浸透しつつあります。

もっともまだセカンドオピニオンが一般化しているとは言い難いのも現実です。その一端が厚生労働省が全国の医療施設を利用する患者を対象に行った「受療行動調査」の2011年調査から明らかになっています。ちなみにこの時の調査対象はがん患者には限定されていません。

調査では外来患者と入院患者に分けてセカンドオピニオンの必要性を尋ねていますが、「必要だと思う」との回答者は外来患者の23・4%、入院患者の33・8%。さらに「必要だと思う」との回答者のうち、実際にセカンドオピニオンを受けたことがある人は、外来患者の30・4%、入院患者の32・3%でした。ただ、前述のように調査はがん患者に限定していないので、がん患者に限定した場合はこの数字はもう少し高くなる可能性はあります。

セカンドオピニオンを受けた患者の満足度は「(受けて) 良かった」が外来患者の79・4%、入院患者の82・5%、「良くなかった」が外来患者の2・5%、入院患者の2・3%でした (残りは「どちらともいえない」の回答)。

この調査ではセカンドオピニオンが「必要」と回答しながら、受けたことがない人にその理由も尋ねています。外来患者の回答で最も多いのが「受けた方がいいのか判断できない」で、これに続いて「どうすれば受けられるのかわからない」、「主治医に受けたいと言いづらい」という結果でした。

基本的に、セカンドオピニオンは即座に主治医を変えるものではありません。主治医はそのままで、別の医師の意見を聞いてみるというものに過ぎません。

現在、がんの場合は、日本中どこにいても質の高いがん医療を提供することができるようにするため、専門的ながん医療を提供できるなどの国が定める要件を満たした「がん診療連携拠点病院」(https://hospdb.ganjoho.jp/kyotendb.nsf/xpKyotenSearchTop.xsp#chiiki) が、約400施設整備されています。このがん診療連携拠点病院の多くは「セカンドオピニオン外来」を設置しています。

セカンドオピニオン外来を受ける場合は、どこで受けるかを決め、主治医にセカンドオピニオンを受けたい旨を伝えます。前述の受療行動調査の結果を見る限り、この主治医に伝えることが大きなハードルになるかと思います。

なぜ主治医に申し出なければならないかを説明します。セカンドオピニオン外来を設置している医療機関のホームページでの説明などを読めばわかりますが、セカンドオピニオンの受診時間は長くとも1時間程度です。たとえがんの専門医であっても検査結果などもなしに個々の患者に応じた治療方針などの適切な説明を1時間以内で行うのは不可能です。

セカンドオピニオンを行う基になる検査結果などは最初に受診した主治医のいる医療機関にあります。セカンドオピニオンを受ける以上はこうした情報がセカンドオピニオンを行う医師に提供される必要があるからです。

「主治医に言いにくいならば、こっそり別の医療機関を受診すれば」と考える人もいるかもしれません。この場合、下手をするとがんの診断を下すための検査をまた一通りやらねばなりません。しかし、がんにかかわる検査を一から再度受け直すのはかなりの労力が要ります。

例えば、第3章で説明したような患者のがん細胞を採取する生検を肺がんで行う場合は、気管支の奥まで気管支鏡を送り込みますが、これはかなり苦痛を伴う検査で、何度も行うべきものではありません。また、進行の速いがんならば、検査を一から受け直すこと自体が致命的になる可能性があります。「主治医に内緒で」はことがんに関する限り、全くお勧めできません。

ちなみに、ここからはこれまでの私個人の取材経験に基づく私見が入りますが、がん治療の専門性が高く、なおかつ経験値のある医師ほど「セカンドオピニオンを受けたい」との患者の申し出に嫌な顔をするといった評判はほとんど聞きません。こうした専門医は数多い経験から、がんと診断された患者が様々な迷いや反応を示すことを十分経験しているからです。

また、自分自身の診断結果や治療選択肢の提示にも自信を持っていることがほとんどです。この自信とは端的に言うと、「セカンドオピニオンの医師もほぼ同じような説明をするだろう」という意味での自信と言えます。それでもセカンドオピニオンを受けたいとの申し出を了解するのは、患者に納得して治療を受けてほしいという気持ちからだと考えられます。

ここは完全な私見ですが、もしセカンドオピニオンを受診したいという希望を伝えた際に露骨に不快感を示したり、怒ったりする医師ならば、私であれば主治医を変えます。自分の命の重みを理解してくれる医師とともに治療に臨みたいからです。

なお、それでも主治医に切り出しにくいという人もいるでしょう。その場合は「がん相談支援センター」でその旨を伝えましょう。がん相談支援センターは前述のがん診療連携拠点病院にはほぼ設置されている部門で、がんの治療や生活に関する患者の不安に対応するため看護師やソーシャルワーカーが配置されている相談窓口です。

また、がん相談支援センターという名称ではなくても「医療相談室」など医療機関に設置されている相談部門に話しても構いません。この相談窓口の利用は無料です。

さて話を戻しますが、セカンドオピニオン外来は公的医療保険の適用外で、医療機関が価格を設定できる自由診療なので一定の自己負担がかかります。おおむね1時間で2〜4万円程度です。

もっとも、セカンドオピニオンに行っても最初の主治医と話してくれた内容や提示された治療選択肢は全くと言っていいほど同じだったというケースもかなりの場合で起こります。第3章で説明したように、がんに限らずおおむねどのような病気でも標準治療があるからです。

ただ、時として最初の主治医とセカンドオピニオンの医師の提示する治療選択肢が若干異なる場合があります。その原因としては、複数の治療選択肢で治療成績がほとんど変わらないケースでは、各医療機関が最も得意とする治療をやや強めに推奨する場合があるためです。

また、医療保険が適用される治療であっても第3章で説明したガイドラインなどでは、医療保険の適用範囲より狭い範囲の治療のみを推奨している場合もあります。具体例をあげると、完全にお腹を切り開かない腹腔鏡手術などでは、ガイドラインでは早期のがんのみしか推奨していないものの、医療機関によってはより進行したがんでも行っている場合があります。もっとも、こうした場合はその医療機関では「まだ完全に確立した治療法ではありませんが……」と説明があります。

最初の主治医とセカンドオピニオンの話が一致する場合でもそうでない場合でも、どちらで治療を受けるかは患者本人の自由です。ただ、どちらの場合でも最初の主治医あるいはその医療機関に自分の決定を伝えましょう。特に主治医を変える場合は、最初の主治医が紹介状を作成するなどの必要があるためです。やはり最初の主治医の下で治療を受けるという場合も、気後れなどせずにまたそこに戻ればいいだけです。

わからないことは遠慮せずに全て質問する

さて、様々な情報源について話をしましたが、何よりも最初に出会った主治医とコミュニケーションを深めることができればそれに越したことはありません。もちろん医師も患者も生身の人であるため、当然相性もあるでしょう。では、医師とのコミュニケーションを深めるコツは何でしょうか？　私は、患者はわからないことは遠慮せずに全て質問する、ことだと思います。

このように書くと、「患者が聞きたいことを好き放題質問していたら現場がマヒする」などとしたり顔で言う人もいます。ですが、患者の質問が無限であるはずはありませんし、そもそも質疑応答を重ねるごとに患者自身も知識を得ることで徐々に理解が深まり、質問の回数は減ってくるのが通例だからです。

とはいえ、最初は患者もがんと診断され混乱しているうえに、医師からの説明内容は初めて聞く話であることが多く、何を質問したいかすらわからないこともあるでしょう。ただ、現在では検査をしながら、「あなたは○○がんの疑いがあります」→「あなたは○○がんでした」→「治療選択肢は○○と○○と○○です」という感じで、受診を重ねるごとに段階的に告知していくことが増えています。

その場合、各段階の診察後に自宅で医師の説明内容を思い起こしながら、次回の診察時に質問したい項目をメモしておくことです。また、質問は優先順位をつけ、目で見える診察の込み具合なども考慮して、優先順位が高いものから質問していくのが望ましいと言えます。

質問時は回答してもらった内容をさらにメモに残しましょう。こうしたコミュニケーションの結果として、当初愛想がないように見えた医師と打ち解けたりするのも珍しいことではありません。

優先順位に従って質問し、聞ききれなかったことは、前述のがん相談支援センターや診察の際に接する看護師などに尋ねるのも有効な方法です。がん患者の多い医療機関では、看護師もがん診療に通じていることが多く、日本看護協会が認定する「がん看護専門看護師」の認定資格を有している看護師もいます。

主治医に伝えたかったが伝えられなかったことを、こうした看護師やがん相談支援センターの担当者に伝え、さりげなく主治医に伝えてくれるよう頼むのも悪いことではありません。がん診療経験の多い医療機関では医師以外の看護師なども含めたチーム医療体制が整っていることがほとんどです。また、がん診療の経験がある医師ほど「患者は何でも医師に伝えられるわけではない」ことは熟知しているからです。

薬についての質問は、医療機関外の薬局で処方箋を出して受け取っている場合は、その際に薬剤師に尋ねることで疑問が解消できることも多いものです。薬剤師にも、日本医療薬学会が認定する「がん専門薬剤師」という制度があります。

さらに第7章でも触れた健康食品の問題に関しても、薬剤師への相談はより有効です。薬局で健康食品などを販売している光景はよく見かけると思いますが、こうした事情から健康食品に関しては医師よりも薬剤師の方がより多くの情報を持っていることが少なくないからです。前述のように健康食品ががんを治すわけではありませんが、それでも健康食品を使いたい人にとっては薬剤師は有効な相談相手です。

薬局については、厚生労働大臣が定める一定基準を満たし、かかりつけ薬剤師・薬局の機能に加えて、市販薬や健康食品、介護や食事・栄養摂取に関することまで相談できる「健康サポート薬局」(https://www.nichiyaku.or.jp/kakaritsuke/support_pharmacy.html) という制度がスタートしています。地域に密着した「健康サポート薬局」では、地域の医療機関や在宅療養を行う際などの情報も得やすいのが特徴です。

おわりに

私は今も健在な両親と私も含めた兄弟2人の4人家族で育ちました。本書執筆開始時点では、4人の中で私を除く2人が既にがん罹患歴がありました。まさに「2人に1人がガンになる」を身近で経験しています。

さらに本書執筆完了間際の最近になって父が胃がんと診断され、その前提が崩れました。幸いがん検診で早期に発見されたため、内視鏡的治療で済みそうです。これで家族の中でがんにかかっていないのは私だけになってしまいました。

もっとも特段の驚きも怖さもありません。本書で書いたように、がんは長年の遺伝子の傷が蓄積して起こるもの。先進国有数の少子高齢化を迎えている日本では、今後がんにかかる人が増えるのは明らかなのです。私はただ淡々と検診などを受けながら生きていくのみです。そう思えるのは、私がたまたま職業柄、がんに関する知識を持っているからだとも言えます。

もちろん私が将来がんを発症した時は確実に動揺するでしょうが、ほぼ断言できるのは、不確かな情報に右往左往してお金や時間を無駄にする可能性はないだろうということです。

なぜなら不確かな情報に惑わされる人が1人でも少なくなってほしいという願いこそが、本書執筆を引き受けようと思った最大の動機だったからです。それゆえに患者や家族にとって残酷な現実もあえて書いたつもりです。

ただ、本書でも繰り返し書いたように現在のがん治療はまさに日進月歩。患者にとっての絶望と希望の比率は、希望が優位に立ちつつあります。執筆者自らが言うべきことではないかもしれませんが、その意味では本書の「賞味期限」はかなり短いものだと言えます。私としてはむしろその方が本望です。

今回、「大胆」にも私に執筆の提案をしてくれたマイナビ出版の編集者・田島孝二さんには、執筆期間中に私が白内障の悪化で手術となり、一時執筆中断を迫られた際にも辛抱強く付き合っていただきました。感謝し尽くしてもしきれません。

また、私の乱暴な筆致の文章の監修を多忙にもかかわらず引き受けてくれた中山祐次郎先生、中山先生が主宰する「発信する医師団」の山本健人先生、西智弘先生、大野洋平先生、横山太郎先生、福田芽森先生、ありがとうございました。そして申し訳ありません。本当に大変な作業だったと思います。

加えて本書第7章執筆の際は、島根大学医学部附属病院臨床研究センター長・教授の大野智先生にご相談にのっていただきました。大野先生、ありがとうございました。

そして中山先生、大野先生との出会いの機会を得られたのは、現在私も活動に参加している一般社団法人・メディカルジャーナリズム勉強会の仲間があってのこと。昨年の誕生日に仲間からもらった色紙は、白内障の術後で執筆が思うに任せない状態だった自分をどれだけ奮い立たせてくれたことか。ありがとう。

また、この場を借りて普段から迷惑をかけっぱなしの妻子にも感謝の意をささげます。

そして本書執筆の最終段階で、私が思い起こしているのが父方の祖父のことです。父方は４００年以上続いた武士兼医師の家系で、祖父はその13代目として産婦人科医をしていました。

母が私を妊娠中に流産しかかった際、「ここで医療措置を施して生まれてくるような子供に世を生き抜く力はない」と言い放ち、経過観察だけにとどめた祖父。今なら訴訟モノでしょうし、身内の私ですらこの言動はあり得ない話だと思います。しかし、その祖父の産婦人科医として現役最後の分娩（出産）で私はこの世に生まれました。

そして地方の古き家にありがちの男系継承という因習もあってか、祖父にとってただ1人の男系の孫だった私は、高校時代に幾度となく医学部進学の「勧奨」

を受け、それを終始一貫拒否し続けました。

結局、祖父が必死に守ろうとした医師としての男系家系は数年前に断絶となりました。「医学なんか興味ない」と吐き捨て、なおかつ御家断絶の「戦犯」の1人でもある私が、今は医療取材を一つの柱にし、本書を執筆したというのは何とも皮肉なものです。あの世で祖父が苦笑いしてそうな気がしてなりません。

著者記す

主要参考文献

『がん遺伝子の発見 がん解明の同時代史』黒木登志夫 著、中公新書、1996年
『「がん」はなぜできるのか そのメカニズムからゲノム医療まで』国立がん研究センター研究所 編、講談社ブルーバックス、2018年
『がん 4000年の歴史（上・下）』シッダールタ・ムカジー 著、田中文 訳、ハヤカワ文庫NF、2016年
『日本の手術はなぜ世界一なのか 手術支援ロボットが拓く未来』宇山一朗 著、PHP新書、2015年
『1週間で退院できるがん手術』宇山一朗・白木良一・須田隆 著、経営者新書、幻冬舎メディアコンサルティング、2014年
『大腸がん これだけ知れば怖くない 世界的名医が教える、最新治療と再発治療』工藤進英 著、実業之日本社、2012年
『医療否定本の嘘』勝俣範之 著、扶桑社、2015年

『医者の本音 患者の前で何を考えているか』中山祐次郎 著、SB新書、2018年
『がん免疫療法ガイドライン第2版』日本臨床腫瘍学会 編、金原出版、2019年
『肺癌診療ガイドライン 2018年版』日本肺癌学会 編、金原出版、2018年
『乳癌診療ガイドライン1治療編2018年版』日本乳癌学会 編、金原出版、2018年
『胃癌治療ガイドライン医師用2018年1月改訂 第5版』日本胃癌学会 編、金原出版、2018年
『大腸癌治療ガイドライン医師用2019年版』大腸癌研究会 編、金原出版、2019年
『がんの補完代替療法クリニカル・エビデンス2016年版』日本緩和医療学会、緩和医療ガイドライン委員会 編、金原出版、2016年
『四国がんセンター編 分子標的薬を中心とした皮膚障害 診断と治療の手引き』四国がんセンター化学療法委員会皮膚障害アトラス作成ワーキンググループ 著、メディカルレビュー社、2014年
『ゼロから知りたい 臨床試験・医師主導治験のQ&A』小林史明・山下美和・山本晴子編著、じほう、2009年
「DATA BOOK2019」日本製薬工業協会編、2019年
「がんに勝つ薬」週刊エコノミスト 編、週刊エコノミスト2018年11月13日号、毎日新聞出版

●執筆

村上和巳（むらかみ・かずみ）

1969年宮城県生まれ。中央大学理工学部卒業後、薬業時報社（現・じほう）に入社し、学術、医薬産業担当記者に。2001年からフリージャーナリストとして医療、災害・防災、国際紛争の3領域を柱とし、週刊エコノミスト、講談社web現代ビジネス、毎日新聞「医療プレミア」、Forbes JAPAN、旬刊医薬経済、QLife、m3.comなど一般誌・専門誌の双方で執筆活動を行う。07～08年、オーマイニュース日本版デスク。一般社団法人メディカルジャーナリズム勉強会運営委員（ボランティア）。著書に『化学兵器の全貌』（三修社）、『ポツダム看護婦（電子書籍）』（アドレナライズ）など、共著は『がんは薬で治る』（毎日新聞出版）、『震災以降』（三一書房）など。

●監修

中山祐次郎（なかやま・ゆうじろう）

1980年生まれ、鹿児島大学医学部卒。都立駒込病院大腸外科医師として計10年勤務。2017年2月から福島県高野病院院長を経て、現在福島県郡山市の総合南東北病院外科医長。資格は消化器外科専門医、内視鏡外科技術認定医(大腸)、外科専門医、がん治療認定医、臨床研修指導医など。医療情報の発信も専門とし、著書は小説『泣くな研修医』（幻冬舎）、『医者の本音』『がん外科医の本音』（共にSBクリエイティブ）。

発信する医師団

発信する医師が集まって形成された、医療情報発信のプロ集団。主宰は医師の中山祐次郎。メンバーには現役医師・医学生のほか、テレビ・新聞・ウェブメディアのメンバーも含まれる。

今回の監修メンバーは山本健人、西智弘、大野洋平、横山太郎、福田芽森（順不同）。

マイナビ新書

二人に一人がガンになる
知っておきたい正しい知識と最新治療

2019年10月30日　初版第1刷発行

著　者　村上和巳
監修者　中山祐次郎、発信する医師団
発行者　滝口直樹
発行所　株式会社マイナビ出版
〒101-0003　東京都千代田区一ツ橋2-6-3　一ツ橋ビル2F
TEL 0480-38-6872（注文専用ダイヤル）
TEL 03-3556-2731（販売部）
TEL 03-3556-2735（編集部）
E-Mail pc-books@mynavi.jp（質問用）
URL http://book.mynavi.jp/

装幀　小口翔平＋三沢稜（tobufune）
DTP　富宗治
印刷・製本　図書印刷株式会社

ISBN978-4-8399-6971-4
Printed in Japan